Malika Rustamovna Mustafaeva

CARACTERÍSTICAS DA EVOLUÇÃO DO ENFARTE DO MIOCÁRDIO

Malika Rustamovna Mustafaeva

CARACTERÍSTICAS DA EVOLUÇÃO DO ENFARTE DO MIOCÁRDIO

EM INDIVÍDUOS COM DIABETES MELLITUS TIPO II

ScienciaScripts

Imprint

Cover image: www.ingimage.com

This book is a translation from the original published under ISBN 978-3-659-45666-4.

Publisher:
Sciencia Scripts
is a trademark of
Dodo Books Indian Ocean Ltd. and OmniScriptum S.R.L publishing group

120 High Road, East Finchley, London, N2 9ED, United Kingdom
Str. Armeneasca 28/1, office 1, Chisinau MD-2012, Republic of Moldova, Europe
Managing Directors: Ieva Konstantinova, Victoria Ursu
info@omniscriptum.com

Printed at: see last page
ISBN: 978-620-8-34671-3

CONTEÚDO

LISTA DE ABREVIATURAS

WHO - World Health Organization

ADA - American Diabetes Association

SD – diabetes mellitus

IHD – ischemic heart disease

AG – arterial hypertension

OASIS - Organization to Assess Strategies for Ischemic Syndromes

BFRNPTSEMP - Bukhara branch of the Republican scientific and practical center of emergency medical care

TC – total cholesterol

HDL – high density lipoproteins

LDL - low density lipoproteins

AHA - American Heart Association

MI – myocardial infarction

MRFIT - Multiple Risk Factor Intervention Trial, Paris Prospective Study

MMP - matrix metalloproteinase

FFA - free fatty acids

TRACE - Trandolapril Cardiac Evaluation Study

LVEF - left ventricular ejection fraction

DR - diabetic retinopathy

DN - diabetic nephropathy

AHF - acute heart failure

HbA1c - glycosylated hemoglobin

SU-EKG - averaged ECG signal

GO – glucose oxidase

PO – peroxidase

ORIT - intensive care unit

TG – triglyceride

ChE – cholesterol esterase

XO – cholesterol oxidase

LPL - lipoprotein lipase

GK – glycerol kinase

GPO – glycerol phosphate oxidase

CI - confidence interval

INTRODUÇÃO

Relevância do tema de investigação

Devido ao aumento constante da morbilidade, acompanhado de incapacidade precoce, complicações múltiplas e mortalidade elevada, a diabetes mellitus (DM) é atualmente um dos problemas mais importantes da medicina moderna. A prevalência da diabetes mellitus nos países industrializados atinge os 5-6%, a Organização Mundial de Saúde (OMS) prevê um aumento da população destes doentes até 2025 de 130 milhões para 300 milhões de pessoas [Kruglova N.E. "Characteristics of the course and prognosis of non-fatal acute myocardial infarction in patients with type 21 diabetes mellitus, abstract of a dissertation on medicine, 2012. p. 106], e de acordo com a informação da Reuters Health até 333 milhões. De todas as causas de morte em pacientes com diabetes tipo 2, a doença coronária (CHD) passou para o primeiro lugar, representando 40%. De acordo com a Associação Americana de Diabetes (ADA), apesar dos avanços significativos no controlo da hiperglicemia, hipertensão e dislipidemia nos últimos 10 anos, a mortalidade por doença coronária em doentes com diabetes diminuiu apenas ligeiramente nos homens e aumentou significativamente nas mulheres, enquanto na população geral de pessoas sem diabetes, a mortalidade por doença coronária diminuiu mais de 30%.Grau de desenvolvimento do tema de investigação Uma série de estudos realizados em vários países demonstrou que a diabetes é um fator de risco tão poderoso para a patologia cardíaca que pode ser equiparado aos equivalentes da doença coronária; em particular, o estudo OASIS (Organization to Assess Strategies for Ischemic Syndromes) demonstrou que o risco de morte devido a qualquer causa cardiovascular é absolutamente o mesmo em doentes com diabetes sem doença coronária prévia e em doentes sem diabetes com antecedentes de doença cardiovascular.

Objetivo do estudo: Estudar as caraterísticas clínicas do enfarte do miocárdio em indivíduos com diabetes mellitus tipo 2.

Objectivos da investigação:

1. Estudo da incidência de enfarte agudo do miocárdio em doentes com diabetes mellitus tipo 2
2. Estudo das diferenças no quadro clínico do enfarte agudo do miocárdio em função da presença de diabetes mellitus tipo 2.
3. Elaboração de um conjunto de recomendações para a prevenção da diabetes mellitus e do enfarte do miocárdio

Novidade científica

Foram obtidos novos dados sobre a incidência de enfarte do miocárdio em doentes com diabetes tipo 2. Foi desenvolvido um conceito de factores de risco, lançando as bases para a prevenção da diabetes mellitus e do enfarte do miocárdio em Bukhara. No âmbito deste conceito, serão criadas estratégias de prevenção prioritárias: estratégia populacional e de alto risco (centrada na identificação de indivíduos de alto risco na população).

Metodologia e métodos de investigação

Durante o trabalho, foram examinados pacientes submetidos a tratamento de enfarte do miocárdio no departamento de cardioreanimatologia da filial de Bukhara do Centro Republicano Científico e Prático de Cuidados Médicos de Emergência (BFRNPTSEMC). No total, foram examinados 50 homens e mulheres. Durante o exame, serão utilizados métodos de investigação normalizados de acordo com os requisitos da OMS: um inquérito através de um questionário normalizado, medição da pressão arterial, ECG e realização de análises bioquímicas ao sangue (ureia, TC, HDL, LDL, açúcar no sangue), que foram efectuadas em auto-analisadores.

Participação pessoal do autor na obtenção dos resultados

O autor selecionou diretamente os doentes para inclusão no estudo, realizou o exame clínico e anamnéstico, efectuou pessoalmente todos os estudos instrumentais, incluindo o eletrocardiográfico. Foi efectuada a análise estatística dos indicadores.

Estrutura e volume da dissertação

A dissertação é apresentada em 75 páginas de texto dactilografado e é composta por uma introdução, revisão da literatura, capítulo "Metodologia e métodos de investigação", capítulo dedicado aos resultados da investigação, discussão dos resultados obtidos, conclusão, conclusões, recomendações práticas, perspectivas de desenvolvimento futuro do tema e uma lista de referências. O trabalho é ilustrado com 1 figura e 6 tabelas. A lista de referências é composta por 90 títulos, incluindo 18 fontes nacionais e 72 estrangeiras.

CAPÍTULO I
REVISÃO DA LITERATURA

O PROBLEMA DA PATOLOGIA CARDÍACA NA DIABETES MELLITUS

1.1. Prevalência e relevância do estudo das caraterísticas da patologia cardíaca em doentes com diabetes mellitus tipo 2

A diabetes mellitus tornou-se atualmente um importante problema médico e social em todo o mundo, devido ao aumento constante da sua incidência nas últimas décadas, tanto nos países em desenvolvimento como nos países industrializados, onde a sua prevalência na população atinge 5-6% [82]. A Organização Mundial de Saúde (OMS) prevê um aumento da população destes doentes em 25 anos, até 2025, de 130 para 300 milhões de pessoas [58], e de acordo com informações da Reuters Health - até 333 milhões [14], com mais de 75% dos doentes, ou seja, um em cada três, a viver em países do terceiro mundo [82]. A forma mais comum da doença é a diabetes mellitus (DM) tipo 2, que representa cerca de 85% dos casos na população caucasiana e quase 100% nos indivíduos de grupos étnicos não caucasianos. A DM está associada a uma mortalidade precoce mais frequente, a várias complicações, principalmente cardiovasculares, que levam à incapacidade, à limitação da atividade social e a uma baixa qualidade de vida. Uma tendência alarmante é o "rejuvenescimento" da doença, um aumento do risco de DM em crianças e adolescentes [83]. O desenvolvimento precoce de DM em indivíduos relativamente jovens aumenta significativamente o risco de desenvolvimento de complicações cardiovasculares [33, 41]. Não há dúvida de que a diabetes tem um efeito adverso no sistema cardiovascular, razão pela qual a American Heart Association (AHA) define a diabetes como uma doença cardiovascular [23], enquanto estudos têm confirmado a presença de uma ligação direta entre hiperglicemia e eventos cardiovasculares agudos [52], em particular com o enfarte do miocárdio (IM) [18]. Salienta-se a prevalência generalizada da patologia na população. Assim, o número de doentes com metabolismo de hidratos de carbono não comprometido, de acordo com o estudo. "The Euro Heart Survey on Diabetes and the Heart", é menos de metade dos doentes com doença coronária [88]. Estes dados foram totalmente confirmados num estudo semelhante realizado na China, que revelou apenas 35,8% de doentes com metabolismo normal da glucose entre os doentes com doença coronária [19]. Os resultados de vários grandes estudos (Framingham, MRFIT - Multiple Risk Fator Intervention Trial, Paris Prospective Study) com duração de 12-20 anos mostraram que a DM é um forte preditor e fator de risco independente (não menos significativo que a hipertensão arterial, a hipercolesterolemia e o tabagismo) de doenças cardiovasculares, tanto em homens como em mulheres [24]. O risco de complicações cardiovasculares e de mortalidade na diabetes mellitus é 2-5 vezes superior à média da população [19, 26, 44], mesmo na ausência de factores de risco clássicos como a hipertensão, a hiperlipidemia e o tabagismo. Tudo isto indica a presença de factores específicos associados ao risco de diabetes mellitus, que requerem um estudo aprofundado e uma correção adequada.

1.2. Enfarte do miocárdio na diabetes mellitus tipo 2

1.2.1. Epidemiologia e caraterísticas da evolução do enfarte do miocárdio na diabetes mellitus

Uma das manifestações mais graves da patologia cardíaca é o enfarte agudo do miocárdio (EAM), cujo problema em doentes com diabetes tem tradicionalmente atraído a atenção de muitos investigadores nos últimos anos [16, 18, 88] devido à sua prevalência generalizada, número crescente de doentes, gravidade do curso e prognóstico [7, 15]. A DM é reconhecida como um fator de risco independente para enfarte do miocárdio (2-3 vezes), acidente vascular cerebral (mais de 2 vezes) e desfechos fatais (2 vezes), independentemente de outros factores de risco conhecidos para a patologia cardiovascular [80, 38], enquanto os eventos coronários agudos são caracterizados por uma gravidade particular na diabetes mellitus, num contexto de aterosclerose coronária pronunciada [17]. Estudos angioscópicos mostraram que, na diabetes mellitus, é detectado um número significativamente maior de placas vulneráveis e trombos intracoronários [39]. Os resultados de um estudo de 47 amostras de material obtido durante a aterectomia coronária em doentes com diabetes mellitus e a sua comparação com os de doentes sem diabetes mellitus mostraram que os ateromas ricos em lípidos com infiltrados de macrófagos e trombos intracoronários são uma caraterística da diabetes mellitus [60]. "A DM, mesmo com tratamento ativo com estatinas, acelera a progressão da aterosclerose com deposição significativa de cálcio nas artérias coronárias em comparação com indivíduos sem DM (42% e 25%, p=0,046), o que é muito frequentemente observado no desenvolvimento de enfarte, especialmente com hipertensão arterial concomitante" [6]. De acordo com as estimativas mais conservadoras, entre os doentes com enfarte agudo do miocárdio, a proporção de pessoas com diabetes mellitus é de 0-25% [5], e o número de doentes com metabolismo de hidratos de carbono intacto é menos de metade. De acordo com registos internacionais publicados em 2000-2004, os doentes com diabetes previamente diagnosticada representam 19-23% de todos os indivíduos hospitalizados por síndrome coronário agudo, incluindo angina instável e enfarte [3, 4]. Os resultados do estudo "The Euro Heart Survey on Diabetes and the Heart" (110 centros; de 25 países, 4196 pacientes com doença coronária) mostraram que entre os indivíduos com enfarte agudo do miocárdio (2917 pessoas), 31% tinham sido previamente diagnosticados com diabetes tipo 1 ou 2. Entre 923 doentes que não apresentavam previamente distúrbios do metabolismo dos hidratos de carbono, foram detectados distúrbios da tolerância à glicose em 36% dos doentes e 22% foram diagnosticados com diabetes crónica recentemente diagnosticada [9]. Assim, verificou-se que a proporção total de doentes com perturbações do metabolismo dos hidratos de carbono entre os indivíduos com enfarte agudo do miocárdio é de 45-53% [90].

De acordo com vários autores, até 30% dos doentes internados com urgência devido aPacientes com enfarte do miocárdio, portadores de diabetes mellitus [10]. Com correção para as diferenças de idade e sexo, o enfarte agudo do miocárdio desenvolve-se 3 vezes mais frequentemente na diabetes mellitus [11]. Para além da sua elevada prevalência, o EAM na diabetes mellitus caracteriza-se também por uma maior gravidade do seu curso [44, 45], o que se deve a um conjunto de factores. A diabetes mellitus é reconhecida como um fator de risco forte e independente para a aterosclerose das artérias coronárias e para a doença coronária, excedendo em 3-5 vezes a prevalência em doentes sem diabetes mellitus [15]. A patologia coronária nesta categoria de doentes ocorre num contexto de agravamento da lesão miocárdica especificamente diabética - a cardiomiopatia diabética. O conceito de um efeito adverso específico e independente da diabetes na estrutura e função do miocárdio foi proposto por Lundback K. em 1954 [16]. Posteriormente, acumulou-se um grande número de dados que indicam a existência de uma lesão miocárdica na diabetes mellitus que é específica da diabetes e independente do estado do leito coronário. O termo "cardiomiopatia diabética" foi proposto em 1972 por S. Rubier, que descreveu a presença de insuficiência cardíaca congestiva em doentes com diabetes mellitus complicada por nefropatia, na ausência de hipertensão arterial e de aterosclerose coronária pronunciada de acordo com os dados do exame patológico. A deposição de produtos metabólicos glicados em excesso nos tecidos, o espessamento das membranas basais dos capilares, a resposta imunitária deficiente, o stress oxidativo, o metabolismo lipídico deficiente, a coagulopatia, a ativação da proteína quinase C-(beta), o aumento da permeabilidade vascular, a hipoperfusão capilar e a ativação do fator de crescimento endotelial são efeitos adversos da hiperglicemia [24]. Os distúrbios microcirculatórios em pacientes com diabetes mellitus e a diminuição da capacidade de vasodilatação exacerbam a isquemia miocárdica, mesmo na ausência de aterosclerose grave das artérias coronárias, o que agrava o curso da patologia cardiovascular na diabetes mellitus [74].

Morfologicamente, estes doentes apresentam alterações difusas nas artérias intramurais, arteríolas e capilares. Estudos ecocardiográficos em pacientes com diabetes demonstraram aumento da densidade miocárdica com espessura de parede normal devido ao excesso de deposição e degradação de colágeno [65], o que causa disfunção diastólica. Nos anos subseqüentes, o termo cardiomiopatia diabética passou a abranger uma série de alterações morfológicas do diabetes, como distrofia miocárdica, microangiopatia e neuropatia vegetativa [21, 81, 83]. Esta última doença pode causar o desenvolvimento de isquémia miocárdica silenciosa com um curso atípico e indolor de enfarte [17, 41, 75], o que dificulta o diagnóstico e hospitalização atempados [35] e priva estes doentes da oportunidade de revascularização precoce. A cardiomiopatia diabética, que ocorre frequentemente de forma subclínica e não está associada a lesões ateroscleróticas dos grandes vasos, reduz a capacidade compensatória do miocárdio não afetado pelo enfarte. Com o mesmo grau de necrose miocárdica, o quadro clínico depende da gravidade da cardiomiopatia diabética. No contexto de uma cardiomiopatia inicial mais grave, desenvolve-se uma insuficiência cardíaca congestiva com diminuição da fração de ejeção, até ao choque cardiogénico. Assim, com o mesmo tamanho de necrose, o prognóstico em pacientes com diabetes é freqüentemente pior, o que é devido à disfunção miocárdica inicial no contexto do diabetes [14]. A natureza difusa do dano vascular no diabetes mellitus reduz significativamente a reserva coronariana e aumenta a intensidade da isquemia na zona peri-infarto. A gravidade do curso e o prognóstico do IM na diabetes mellitus são frequentemente determinados pela expansão da zona de necrose e isquemia miocárdica recorrente, arritmias [71], desenvolvimento de insuficiência cardíaca aguda sob a forma de choque cardiogénico, aumentando a mortalidade intra-hospitalar no IM em mais de 15 vezes (65% e 4,3%, $p < 0{,}001$) [66]. A análise multivariada mostrou que a diabetes é um preditor independente do desenvolvimento de choque cardiogénico, juntamente com factores como idade superior a 65 anos ($p = 0{,}007$), diminuição da fração de ejeção do ventrículo esquerdo <35% ($p = 0{,}007$), grandes dimensões do EAM avaliadas pelo nível de marcadores de necrose miocárdica no soro sanguíneo ($p = 0{,}008$) e história de EAM ($p = 0{,}012$) [66]. A formação de disfunção miocárdica grave em pacientes com IM na diabetes mellitus [55] leva ao desenvolvimento de insuficiência cardíaca congestiva [14,59], que é uma das causas de alta mortalidade intra e extra-hospitalar. Estes doentes caracterizam-se por uma maior frequência de comorbilidades como a hipertensão arterial, patologia arterial periférica, enfarte prévio, acidente vascular cerebral, intervenções interventivas na anamnese (angioplastia coronária, cirurgia de bypass coronário), caracterizam-se por uma maior duração do internamento e pior sobrevida quer intra-hospitalar quer nos períodos subsequentes [45, 50]. Associada à resistência à insulina, dislipoproteinemia, hipertensão arterial, hiperfibrinogenemia, a diabetes aumenta o risco de complicações e resultados adversos do enfarte [4, 40, 63], havendo evidência de que uma elevada frequência de mortes é observada em doentes sem história de doença coronária. Cerca de 6% dos doentes com diabetes e doença coronária têm eventos cardiovasculares agudos repetidos anualmente, num contexto de prevenção secundária da aterosclerose, enquanto o sexo masculino, a idade, os níveis elevados de triglicéridos e o tratamento com insulina são apontados como factores de risco adicionais para a recidiva [12].

A própria doença macrovascular provoca hiperglicemia através do aumento de citocinas vasoativas, que podem aumentar a resistência à insulina [53] e reduzir a secreção de insulina [13]. A deficiência de insulina reduz a utilização de glicose no miocárdio, causando uma mudança no metabolismo para ácidos graxos. Este tipo alterado de utilização do substrato energético exógeno leva a um aumento do consumo de oxigénio pelo miocárdio e agrava a hipóxia [16], o que agrava a evolução do EAM, provoca complicações do período agudo e subagudo, como o choque cardiogénico [46,51], arritmias. Assim, entre a população de pacientes que sobreviveram ao IM, a presença de diabetes está associada a anormalidades do intervalo QT, que é um preditor e fator de risco para arritmias ventriculares e morte súbita cardíaca. Tal padrão no diabetes é observado mesmo na ausência de um IM prévio [11].

A mortalidade tardia está largamente associada ao desenvolvimento de EAM recorrente [51], cuja incidência nos dois anos seguintes atinge os 40%, na maioria dos casos fatal [51], o que se deve, em parte, ao carácter difuso das lesões coronárias ateroscleróticas [25, 49], e a uma tendência para a hipercoagulação [29]. Está estabelecido que os doentes com diabetes e doença coronária se caracterizam por uma menor capacidade de desenvolver colaterais [54, 71], o que pode explicar o desenvolvimento mais frequente de angina pós-infarto e a disseminação da zona de necrose [89] com diminuição da função de bombeamento do ventrículo esquerdo [53].

Estudos modernos demonstraram que mesmo intervenções invasivas muito precoces (nas primeiras 24 horas após a hospitalização) em doentes com diabetes mellitus e síndrome coronário agudo (angina instável, enfarte sem elevação do segmento ST) são acompanhadas de maior mortalidade intra-hospitalar (4,1 e 1,3%, p = 0,002) e a longo prazo (9,7 e 4,9%, p = 0,02), o que é explicado por caraterísticas de base menos favoráveis, em particular, aterosclerose coronária mais disseminada na diabetes mellitus[70].

1.2.2. Papel patogénico da glicemia no enfarte do miocárdio e na diabetes

Até à data, foi estabelecido que o nível de glicose no sangue é um dos factores prognósticos importantes para o curso, desenvolvimento de complicações e resultados do enfarte [75]. A prevalência generalizada de hiperglicemia no enfarte agudo do miocárdio foi notada já em 1931, mesmo na ausência de informação sobre a presença de diabetes [48].INúmeros estudos notaram um efeito direto da hiperglicemia na isquemia miocárdica, com uma diminuição do fluxo sanguíneo colateral e um aumento da dimensão do enfarte, num contexto de aumento acentuado dos níveis de glicose no sangue [78, 79]. Dados posteriores de estudos epidemiológicos, experimentais e clínicos confirmaram claramente a elevada frequência de hiperglicemia durante o internamento [19, 38, 39] e a evolução e prognóstico desfavoráveis do EAM, tanto na presença como na ausência de diabetes mellitus [21, 29, 49], pelo que esta questão requer um estudo aprofundado [60], necessitando estes doentes de uma abordagem terapêutica especial para reduzir o risco de efeitos prejudiciais da hiperglicemia [39]. A hiperglicemia aguda no enfarte do miocárdio está associada a um aumento da mortalidade intra-hospitalar em doentes com e sem diabetes mellitus [34, 40], e é acompanhada por um risco de desenvolvimento de insuficiência cardíaca congestiva e choque cardiogénico [26]. O impacto negativo da hiperglicemia aguda noHEM é uma consequência de muitos factores. Manifesta-se por uma violação do pré-condicionamento isquémico, que é um mecanismo de proteção no dano isquémico. No caso do enfarte do miocárdio, isto leva a um aumento do seu tamanho [26]. A hiperglicemia grave é acompanhada por uma redução do fluxo sanguíneo coronário colateral devido a uma diminuição da atividade do fator de relaxamento endotelial, que é acompanhada por disfunção endotelial grave [77] e microvascular [50]. Um dos mecanismos da disfunção endotelial na hiperglicemia em pacientes com diabetes é a ativação da quimiotaxia negativa das células endoteliais induzida pela angiotensina II [77]. Foi demonstrado que a hiperglicemia aguda pode ativar o stress oxidativo [10], e foi observado que o principal fator desencadeante não é a hiperglicemia crónica a longo prazo ou pequenas variações na glicemia pós-prandial, mas flutuações agudas na glicemia com uma ampla gama de valores [58]. A morte de cardiomiócitos na hiperglicemia aguda pode ocorrer como resultado do dano excessivo causado pela isquemia e reperfusão [87]. O enfraquecimento dos canais de potássio regulados por ATP nas mitocôndrias na hiperglicemia reduz a contribuição do pré-condicionamento isquémico, reduz o fluxo sanguíneo colateral na área de lesão com a propagação da zona isquémica e induz a apoptose dos miócitos [80]. Um aumento agudo dos níveis de glicose no sangue é um gatilho para o desenvolvimento de distúrbios metabólicos subsequentes, promovendo a hiperprodução de superóxido pelo transportador de electrões mitocondrial [40] com aumento da atividade dos polióis, levando à acumulação de sorbitol e frutose, aumento da formação de produtos finais da glicólise, ativação da proteína quinase C e do fator nuclear x□ [79], e um aumento do fluxo de hexosaminas. Níveis elevados de glicemia, assim como de hemoglobina glicosilada, estimulam uma resposta inflamatória no miocárdio [18], agravando a aterotrombose [8] e a disfunção endotelial [13], criando os pré-requisitos para eventos coronarianos agudos [42]. A hiperglicemia está associada ao aumento de marcadores inflamatórios, com aumento da proteína C reativa, interleucina A-6 e fator de necrose tumoral a (TNFa) [78], que, como demonstrado em animais de laboratório, ampliam a área de necrose miocárdica e induzem apoptose de cardiomiócitos [22, 33, 56], potencializando o remodelamento miocárdico [2]. A hiperprodução de factores pró-inflamatórios em combinação com uma diminuição do nível de adiponectina aumenta a resistência à insulina em pacientes com diabetes [42]. Observa-se que a carga de glicose em voluntários saudáveis está associada à hiperprodução de outros factores pró-inflamatórios, como o ativador da proteína tipo 1, e ao aumento da expressão de genes regulados por eles, incluindo os genes da metaloproteinase de matriz-2 (MMP-2) e 9 (MMP-9) e o fator tecidular [78]. O papel desfavorável da inflamação crónica na diabetes na ocorrência e curso de eventos cardiovasculares agudos tem sido notado em experiências e em outros estudos [98], onde um efeito positivo da supressão do complemento na redução do dano miocárdico causado pela isquemia e reperfusão tem sido notado. Foi encontrada uma correlação entre a hiperglicemia e o aumento da geração de radicais reactivos de oxigénio, que induzem danos nos tecidos [26, 57]. A hiperglicemia no enfarte agudo do miocárdio é acompanhada por um aumento mais pronunciado da creatina fosfoquinase e uma diminuição da contratilidade miocárdica, de acordo com dados ecocardiográficos após reperfusão eficaz, com grupos de doentes comparáveis em termos de idade, sexo, presença de angina pré-infarto e tipo de enfarte [55]. A deficiência relativa de insulina e o excesso de catecolaminas levam a uma diminuição do consumo de glicose na área de isquemia miocárdica, estimulam a lipólise e aumentam a concentração de ácidos graxos livres (AGL), que inibem a oxidação da glicose. Os AGL têm efeito tóxico na área de isquemia, contribuindo para lesão de membrana, ocorrência de arritmias e diminuição da contratilidade miocárdica [15, 82, 92].A hiperglicemia aguda na diabetes mellitus pode agravar as propriedades coagulantes do sangue

[93, 96], aumentando a tendência para a formação de trombos devido ao aumento da síntese de trombina num contexto de stress oxidativo [32], ativação plaquetária [92], aumento dos níveis de tromboxano A2 e da atividade do fator de von Willebrand [22], e aumenta a resistência do trombo à lise durante o enfarte [79]. Verifica-se também um aumento da pressão arterial [44] e prolongamento do intervalo QT, cuja gravidade diminui num contexto de controlo glicémico adequado [54], aumento do conteúdo do peptídeo natriurético atrial [58]. A hiperglicemia no enfarte agudo do miocárdio em doentes com diabetes mellitus está associada a uma resistência aguda à insulina induzida por hormonas de stress, citocinas pró-inflamatórias, que leva à hiperprodução de radicais livres, agrava as perturbações metabólicas intracelulares e aumenta a apoptose. A hiperglicemia é um preditor de distúrbios microvasculares [41, 50], e um dos mecanismos é o aumento do nível de moléculas de adesão tipo 1 [55] e P-selectina [36] no espaço intercelular, que é acompanhado pelo aumento da deposição de leucócitos nos capilares e vênulas coronárias imediatamente após a reperfusão coronariana e, subsequentemente, contribui para o fenómeno de falta de restauração do fluxo sanguíneo [13].

Além disso, o aumento da formação de trombos no contexto da hiperglicemia, com a formação de microtrombos nos capilares, agrava os distúrbios microvasculares [75]. Estes efeitos manifestam-se tanto durante o período agudo do enfarte como posteriormente [44]. O controlo da hiperglicemia em jejum [22,29,45] e pós-prandial em doentes com síndrome coronária aguda tem também importância prognóstica, reduzindo o risco de enfarte recorrente [51], como demonstrado no estudo HEART2D. A hiperglicemia pós-prandial em doentes com SSD está associada a diminuição da perfusão miocárdica por distúrbios microvasculares, com efeito positivo do controlo glicémico adequado [29,30]. Em pacientes com IM com supradesnivelamento do segmento ST e hiperglicemia, observam-se baixas taxas de reperfusão miocárdica espontânea [71]. Para além da hiperglicemia aguda, a descompensação metabólica crónica também afecta significativamente o prognóstico [25, 29, 45]. O estudo UKPDS verificou que os doentes com diabetes mellitus com enfarte fatal tinham um nível mais elevado de hemoglobina glicosilada (HbAlc) do que os doentes com enfarte não fatal [54].

A combinação de hiperglicemia e hiperinsulinemia em pacientes com diabetes mal controlada piora o estado da coagulação [11] e aumenta o risco de complicações cardiovasculares [97]. Uma meta-análise de grandes estudos clínicos mostrou uma clara relação entre o nível de glicemia e hemoglobina glicosilada (HbAlc) com a gravidade da patologia cardiovascular [85]. Os efeitos cardiotóxicos da hiperglicemia crónica são realizados através de mecanismos que incluem a ativação da glicosilação e oxidação de proteínas envolvidas no metabolismo lipídico, no sistema de coagulação sanguínea e na homeostase vascular. A hiperglicemia é um fator reconhecido na disfunção endotelial na diabetes [25]. Em poucas horas de hiperglicemia crónica, formam-se bases de Schiff e o produto de Amadori. Com compensação insatisfatória, os produtos de Amadori com proteínas estimulam a formação de imidazóis, pirroles, que induzem a expressão de genes e depois a síntese de proteínas usadas para construir proteínas defeituosas das membranas basais. A membrana basal capilar engrossa duas a três vezes, perde a seletividade de carga, a seletividade de tamanho, a sua elasticidade e permeabilidade são prejudicadas. Formam-se microaneurismas, hemorragias e esclerose inevitável [20].

Ao ativar a proteína quinase C nas células endoteliais, a hiperglicemia pode causar hiperprodução de superóxido com subsequente inativação do óxido de nitrato [42], um aumento na produção de prostaglandinas vasoconstritoras; endotelina-1 e enzima conversora da angiotensina, que têm um efeito prejudicial direto ou indireto na reatividade vasomotora. A glicose em concentrações elevadas tem um efeito tóxico direto nas células endoteliais. Este efeito tóxico pode levar a uma diminuição do relaxamento vascular dependente do endotélio, a um aumento da vasoconstrição, à estimulação da hiperplasia das células musculares lisas, à remodelação vascular e à aceleração da aterosclerose.

A hiperglicemia crónica, como demonstrado em experiências com animais, suprime o desenvolvimento de colaterais no leito coronário e as propriedades proliferativas do líquido intersticial miocárdico, devido a um aumento da expressão da metaloproteinase da matriz e da angiostatina [49]. Estes mecanismos criam um contexto desfavorável para o curso da patologia coronária aguda na diabetes.

No entanto, não só a hiper-, mas também a hipoglicemia do período agudo do enfarte do miocárdio são atualmente consideradas como preditores de uma evolução e resultados desfavoráveis, tanto imediatos como a longo prazo (após vários anos) [62, 86, 90], embora os resultados fatais sejam frequentemente explicados não pela hipoglicemia em si, mas pelas consequências das condições que a causam (insuficiência renal, patologia hepática), acompanhadas por um enfraquecimento dos mecanismos de contra-regulação [86].

A hipoglicemia na diabetes mellitus é muitas vezes uma consequência do tratamento medicamentoso, especialmente do tratamento com insulina durante vários anos em doentes com diabetes mellitus de tipo 2 [37], das tentativas de conseguir um controlo glicémico rigoroso [77]. A própria hipoglicemia pode provocar eventos cardiovasculares graves - enfarte do miocárdio, acidente vascular cerebral, insuficiência cardíaca aguda, arritmia ventricular. É sabido que na diabetes mellitus de longa duração, a incidência de hipoglicemia aumenta principalmente devido a um aumento das suas variantes graves. Neste caso, o quadro clínico de um episódio hipoglicémico perde cada vez mais as caraterísticas de um ataque típico e adquire uma "máscara cardiológica" com uma prevalência de queixas de dor no peito, perturbações do ritmo, dispneia grave e fraqueza grave. A morte súbita é uma manifestação muito comum destes ataques na diabetes mellitus de longa duração. Em doentes com doença coronária grave, os ataques de hipoglicemia "pacemaker" são mais frequentemente considerados como uma manifestação da doença subjacente. O risco de hipoglicemia neste grupo de doentes pode ser significativamente aumentado pela toma de um grande número de medicamentos cardíacos modernos, muitos dos quais aumentam a sensibilidade à insulina (inibidores da ECA, amlodipina, etc.). Com doses elevadas dos medicamentos utilizados, o risco de hipoglicemia não diagnosticada aumenta. De acordo com um estudo realizado pelo sistema holandês Pharmo, a toma de inibidores da ECA juntamente com sulfonamidas redutoras de açúcar aumenta a incidência de hipoglicemia grave em 2,8 vezes. O estudo mostrou que pelo menos 13,8% de todas as hospitalizações devido a hipoglicemia grave estão associadas à toma de inibidores da ECA [5].

O estudo ACCORD, que terminou precocemente devido à elevada frequência de efeitos secundários graves, concluiu que a terapêutica hipoglicémica intensiva em doentes com diabetes com patologia cardiovascular diagnosticada, com uma diminuição da HbAlc para 6,4% ao longo de 3,5 anos, é acompanhada por um aumento da mortalidade e não reduz a frequência de eventos cardiovasculares devido ao risco de hipoglicemia, que muitas vezes não é reconhecido [67].

Outro estudo, que incluiu doentes com diabetes com mais de 60 anos, também não demonstrou um efeito positivo do tratamento hipoglicemiante intensivo, com uma diminuição da Hb Ale de 8,4 para 6,9%, na incidência de eventos cardiovasculares agudos, mortes ou complicações microvasculares, enquanto a incidência de efeitos secundários, sendo o principal a hipoglicemia, aumentou de 17,6 para 24,1% [74]. O estudo VACSDM realizado nos EUA revelou que a terapia hipoglicémica para a diabetes é acompanhada por uma maior incidência de eventos cardiovasculares agudos no grupo de doentes tratados intensivamente, o que está associado à hipoglicemia [74]. A hipoglicemia iatrogénica grave pode levar a morte súbita, principalmente arrítmica, e a hipoglicemia prolongada pode levar a morte cerebral [49, 50].

Há provas de que a terapia hipoglicémica intensiva na diabetes mellitus enfraquece a proteção fisiológica contra possíveis hipoglicemias, cuja recorrência leva a uma falta de mecanismos de contra-regulação. [84]. Neste caso, uma resposta adequada do glucagon e autonómica a níveis baixos de glicose plasmática está frequentemente ausente, e o limiar glicémico para ativar o sistema de defesa contra-regulatório diminui progressivamente com cada episódio subsequente de hipoglicemia [29], aumentando o risco e agravando as suas consequências. Estudos têm demonstrado que as estruturas ventromediais do hipotálamo desempenham um papel fundamental na formação de uma resposta à hipoglicemia. A neuroglicopenia devida à hipoglicemia recorrente é acompanhada por uma diminuição moderada da atividade do sistema simpatoadrenal e uma rutura completa da ligação das estruturas hipotalâmicas com as células a [16].

Um seguimento de 2 anos de 713 doentes com diabetes mellitus na Suécia, após hospitalização por síndrome coronária aguda (angina instável ou enfarte do miocárdio sem onda Q), mostrou que tanto a hiperglicemia na admissão como a hipoglicemia durante o internamento estavam associadas a um risco acrescido de mortalidade: o hazard ratio para a hipoglicemia foi de 1,77. Mesmo após o ajuste para fatores de confusão, a hiper e a hipoglicemia permaneceram como preditores significativos de mortalidade [61].

As condições hipoglicémicas levam ao desenvolvimento de hipercatecolaminemia, que provoca isquemia miocárdica [63], causando danos no miocárdio em maior grau do que a hiperglicemia: Os investigadores dedicam especial atenção ao estudo dos mecanismos de influência dos níveis de glucose no desenvolvimento de arritmia cardíaca [42, 43, 46] e distúrbios de condução em doentes com enfarte do miocárdio e diabetes. O impacto negativo da hipoglicemia grave no curso do enfarte do miocárdio em doentes com diabetes é também indicado pelos resultados de outros estudos, segundo os quais os doentes podem desenvolver complicações arrítmicas fatais, tais como fibrilhação ventricular e taquicardia ventricular [27]. A hipoglicemia nocturna iatrogénica na diabetes mellitus está associada ao risco de morte súbita devido ao prolongamento do intervalo QT no ECG com o subsequente desenvolvimento de taquiarritmia ventricular, o que foi comprovado durante a monitorização do ECG Holter em combinação com a monitorização da glicemia, quando foram registados ritmos ventriculares ectópicos num contexto de glicemia inferior a 2,2 mmol/l [21]. A hipoglicémia agrava o metabolismo miocárdico e estimula a apoptose no enfarte, pelo que alguns autores referem o efeito positivo da terapêutica com GIC em termos de melhoria do metabolismo e prevenção da apoptose [84]. O efeito negativo da hipoglicemia grave, especialmente iatrogénica, na contratilidade miocárdica foi observado com a introdução de doses inadequadas de insulina durante a insulinoterapia em doentes com diabetes mellitus. Há casos de desenvolvimento de enfarte agudo do miocárdio em resposta à administração de grandes doses de insulina na ausência de alterações ateroscleróticas nas artérias coronárias, o que é explicado pelo espasmo coronário provocado por hiperinsulinemia grave [70]. Episódios de hipoglicemia grave, mesmo isolados, podem ser um fator de risco independente para desfechos fatais em doentes em estado grave [9].

A influência da HbAlc no prognóstico das complicações cardiovasculares é também ambígua. Assim, existem dados que indicam que com valores de HbAlc próximos do normal, o risco de enfarte é 2-3 vezes superior ao risco de complicações microvasculares, com valores de cerca de 9,5%, o risco de enfarte e de complicações microvasculares é o mesmo, e com um aumento adicional da HbAlc, o risco de enfarte até diminui um pouco, enquanto que o risco de complicações microvasculares aumenta acentuadamente [45]. Assim, os dados disponíveis indicam uma influência complexa e multidirecional do estado do metabolismo dos hidratos de carbono na evolução da patologia cardiovascular em geral e do enfarte do miocárdio em particular nos doentes com diabetes.

1.2.3. Papel prognóstico da glicemia no enfarte do miocárdio em doentes com diabetes e outros factores significativos para a sobrevivência

A diabetes mellitus no enfarte do miocárdio é reconhecida como um forte preditor de mortalidade global nos doentes [38, 56], tanto intra-hospitalar [39] como a longo prazo [10, 12, 23], enquanto que nos doentes com diabetes mellitus que sofreram enfarte do miocárdio, o risco de morte coronária está significativamente aumentado em qualquer idade e em qualquer nível de factores de risco cardiovascular [48].

Há muitos anos, foram identificados factores que determinam a morte de doentes internados no hospital com enfarte agudo do miocárdio. A par de factores como a idade dos doentes, o enfarte prévio, a grande dimensão e localização do enfarte (anterior ou inferior), a pressão arterial inicial baixa, a classe de insuficiência cardíaca segundo Killip à data da admissão, e o grau de isquemia, que se expressa na elevação e/ou depressão do segmento ST, a presença de diabetes é de grande importância [81]. A diabetes mellitus é um preditor independente de aumento de mortalidade, tanto no período imediato como tardio da síndrome coronária aguda, o que tem sido enfatizado por muitos investigadores [57, 69], alguns dos quais notam a significância do efeito da diabetes na sobrevida a 10 anos após o enfarte, apenas no caso de doença coronária univascular, verificada angiograficamente (1,27 e 2,54, $p = 0,001$), enquanto que no caso de doença multivaso a diferença não é tão óbvia [52].

O estudo de Framingham, com 34 anos de seguimento de pacientes que sobreviveram ao primeiro IM, demonstrou que a DO aumenta o risco de recorrência. O IM em mulheres (risco relativo -2,1) aumenta o risco de insuficiência cardíaca em 4 vezes, e na insuficiência cardíaca clinicamente manifesta reduz significativamente a sobrevida [72].

Mukamali K.Ji et al, estudando 1935 pacientes hospitalizados por enfarte agudo do miocárdio, verificaram que a mortalidade nos pacientes com diabetes era semelhante à dos pacientes sem diabetes, mas com enfarte recorrente e duas vezes mais elevada em comparação com os pacientes sem diabetes com o primeiro enfarte [69].

A observação de 4341 doentes hospitalizados por enfarte do miocárdio, dos quais 722 (17%) eram diabéticos, mostrou que a diabetes está associada a um aumento da mortalidade durante o internamento (10,2% e 5,7%, $p<0,0001$), após 30 dias (13% e 7,5%, $p<0,0001$) e após 2 anos (33,7% e 20,2%, $p<0,0001$). A diabetes é um preditor independente de mortalidade a 2 anos nestes doentes, aumentando o risco em 1,6 vezes [46]. De acordo com o registoGRACE (The Global Registry of Acute Coronary Events), em doentes com diagnóstico previamente estabelecido de diabetes mellitus, a mortalidade hospitalar por EAM com elevação do segmento ST, EAM sem elevação do segmento ST e angina instável é de 1,7; 6,3 e 3,9%, respetivamente. Estes valores são significativamente mais elevados do que os registados em doentes com diabetes mellitus - 6,4; 5,1 e 2,9%, respetivamente [42]. Os distúrbios do metabolismo dos hidratos de carbono, mesmo os detectados pela primeira vez durante o enfarte agudo do miocárdio, afectam significativamente o prognóstico dos doentes [9]. O aumento do risco de morte observado em pacientes com diabetes mellitus durante o período agudo do IM persiste nos anos seguintes, o que tem sido observado em muitos estudos [38, 76, 78]. Um seguimento de 3 anos de 42.595 pacientes com IM, dos quais 9.695 pessoas (22,8%) sofriam de diabetes mellitus, confirmou o efeito desfavorável da diabetes na sobrevivência. A DM associou-se a um aumento da mortalidade, quer intra-hospitalar (21,5% e 19,2%, $p<0,001$), quer no prazo de 3 anos (46,7% e 37,8%, $p<0,001$), com um efeito particularmente desfavorável nos indivíduos relativamente jovens. Assim, o risco relativo foi de 1,87 no grupo etário dos 30-49 anos, 1,36 no dos 50-69 anos e 1,17 no dos 70-89 anos ($p<0,0001$) [73]. Esse padrão etário também foi observado por outros pesquisadores [69], que, ao observarem 147 pacientes com DM e primeiro IM, notaram um aumento de quatro vezes no risco de morte em pacientes com menos de 60 anos, quando comparados aos indivíduos com 61-70 anos. Ao mesmo tempo, a sobrevida em 4 anos da coorte foi de 50%.

Segundo outros autores, a mortalidade no prazo de 1 ano após o enfarte do miocárdio emA taxa de mortalidade em doentes com diabetes mellitus é de 15-

34% e atinge 45% nos 5 anos seguintes. O risco relativo de mortalidade global, tendo em conta os principais indicadores clínicos, as doenças concomitantes e a terapêutica para a diabetes mellitus, situa-se ao nível de 1,3-5,4 unidades convencionais e é ligeiramente superior nas mulheres do que nos homens [54]. Um prognóstico mais grave em termos de ocorrência de enfarte do miocárdio no contexto da diabetes mellitus, a gravidade do curso, especialmente na presença de dislipidemia e hipertensão arterial [20], bem como a sobrevivência após o enfarte do miocárdio é observado nas mulheres [53, 80]. Assim, há observações de que a presença de diabetes mellitus em mulheres com síndrome coronária aguda (SCA) está associada a um risco aumentado de SCA com elevação do segmento ST, ao desenvolvimento de enfarte Q, bem como a um aumento da mortalidade intra-hospitalar, o que não se verificou nos homens [71]. Alguns autores apontam para uma diminuição da mortalidade entre os pacientes com diabetes mellitus, devido ao uso de métodos modernos de tratamento, observando, no entanto, que essa dinâmica se aplica apenas aos homens [21]. Ao mesmo tempo, os resultados de outros estudos prospectivos não confirmam o significado das diferenças de género na frequência da mortalidade global e cardiovascular, bem como no desenvolvimento de enfarte não fatal. Assim, de acordo com A.M. Kanaua et al., 2002, a mortalidade cardiovascular foi de 2,3 nos homens e 2,9 nas mulheres, $p>0,05$, além disso, o risco absoluto foi maior nos homens [72]. A comparação dos resultados do enfarte do miocárdio em 228 doentes com diabetes com um grupo de doentes sem DCI mostrou que a mortalidade aos 30 dias era mais elevada na presença de diabetes (27% e 17%), enquanto os doentes com diabetes eram mais velhos e tinham um risco cardiovascular mais elevado [41].O estudoTRACE (Trandolapril Cardiac Evaluation Study) demonstrou que a mortalidade aos 7 anos após o enfarte agudo do miocárdio em doentes com diabetes foi de 79%, 73% e 62%, respetivamente, nos grupos tratados com insulina, em uso de hipoglicemiantes orais e em uso apenas de dieta hipoglicemiante, em comparação com 46% nos doentes sem diabetes [27]. Investigação BDe acordo com o Maltohus Country Study [86], verificou-se que o nível de mortalidade geral e cardiovascular é significativamente mais elevado na tolerância à glicose diminuída do que nos valores glicémicos normais e estatisticamente mais elevado na diabetes mellitus do que na tolerância à glicose diminuída. A glicemia de jejum diminuída também piora o curso e os resultados do IM, mesmo na ausência de diabetes mellitus, acompanhada por uma maior frequência de insuficiência cardíaca aguda e choque cardiogénico (12 e 6%, $p = 0,011$), arritmias ventriculares (15 e 9%, $p = 0,03$) [17], e mortes dentro de 30 dias [86]. O pior prognóstico para pacientes com IAM em combinação com diabetes mellitus recentemente diagnosticada e previamente conhecida foi confirmado no estudo VALIANT [86]. A análise da mortalidade como resultado do IM enfatiza a importância particular da duração da diabetes mellitus para o prognóstico. Há evidências de que o pior prognóstico em termos de mortalidade e frequência de complicações cardiovasculares é observado não em indivíduos com distúrbios do metabolismo dos hidratos de carbono recentemente diagnosticados, mas em doentes com uma existência prolongada destes distúrbios, confirmada de forma fiável [30], o que indica a importância para o prognóstico cardiovascular do enfarte da gravidade da deficiência insulínica concomitante, que é certamente mais pronunciada em indivíduos com uma existência prolongada de diabetes. Dados de outros estudos indicam também uma influência desfavorável da diabetes no curso e prognóstico do enfarte [43, 69]. Piores resultados de enfarte são observados em doentes com diabetes, tanto no período imediato após o enfarte (30 dias) como durante o ano seguinte [68]. As elevadas taxas de mortalidade, tanto no período imediato como a longo prazo, em doentes com enfarte do miocárdio e DM, em comparação com doentes sem DM, são o resultado da influência de factores de risco adicionais "associados à diabetes", entre os quais o estado do metabolismo dos hidratos de carbono desempenha um papel importante. A hiperglicemia está associada ao aumento do risco de mortalidade em doentes hospitalizados com urgência por várias doenças, médicas e cirúrgicas [20]. A hiperglicemia durante o internamento por enfarte agudo do miocárdio é reconhecida como um fator de prognóstico desfavorável não só na diabetes confirmada, mas também sem ela [10,91], no entanto, na presença de diabetes, a sobrevivência é pior. Alguns autores, apontando o aumento da mortalidade em 2-3 anos em doentes com diabetes e hiperglicemia de esforço durante o internamento por EAM, associam-na não tanto à hiperglicemia em si, mas à idade avançada e ao estádio avançado da doença [78]. A hiperglicemia no período agudo do EAM com elevação do segmento ST e choque cardiogénico é reconhecida como um forte preditor independente de aumento da mortalidade no ano subsequente em doentes submetidos a intervenções coronárias percutâneas [49].0 mmol/l desenvolvem mais frequentemente perturbações da condução durante a monitorização ECG do que em indivíduos com glicémia <8,0 mmol/l durante a insulinoterapia (15% versus 6%, p<0,05), o que se manifesta num contexto de prolongamento do intervalo QT. Isto permite-nos concluir que a hiperglicemia é um fator de agravamento da instabilidade eléctrica do miocárdio com o desenvolvimento de arritmias graves e mesmo fatais [14] e demonstra o efeito protetor da insulina no período agudo do enfarte [23]. Muitos investigadores notam uma clara ligação entre a mortalidade por doença coronária e os níveis glicémicos [42, 96]. Para além do nível de glicémia durante o internamento [24], o controlo glicémico sob a forma de HbA1c [54], a insulinoterapia [27], a insulino-resistência e hiperinsulinémia [73], a retinopatia, a disfunção renal, a microalbuminúria [5, 29,54], a proteinúria [13], a hipertrigliceridemia [90], os eventos coronários agudos prévios [87] e a idade avançada [50] são apontados como factores de prognóstico significativo na diabetes mellitus e no EAM. A observação de 306 doentes com diabetes mellitus durante 39 meses mostrou que a diabetes mellitus é um importante preditor independente do desenvolvimento de EAM, AVC e morte, especialmente em indivíduos com hipertrofia ventricular esquerda e EAM prévio; assim como a microalbuminúria, embora este último fator não tenha demonstrado grande significado no estudo [11]. Pacientes com diabetes que sobrevivem ao infarto do miocárdio têm um risco aumentado de morte e eventos coronarianos agudos recorrentes nos próximos 2-5 anos por qualquer causa, especialmente na presença de disfunção ventricular esquerda e quando tratados com insulina [71]. Um importante fator que influencia a sobrevivência na diabetes (durante a hospitalização por enfarte do miocárdio, nos 30 dias seguintes e num ano) é a presença de hipertensão mal controlada [61]. Na presença de diabetes, também se observam os seguintes factores desfavoráveis: episódios de isquemia miocárdica recorrente, disfunção ventricular esquerda mais acentuada [36, 61] com sinais de insuficiência cardíaca grave [26], instabilidade eléctrica do miocárdio, duração da diabetes, redução da variabilidade da frequência cardíaca segundo dados do ECG-MT, se não foi realizada revascularização cirúrgica do miocárdio sob a forma de revascularização coronária [51]. Além disso, a diabetes acelera os factores de risco cardiovascular tradicionais. Apesar dos avanços na prevenção de doenças cardiovasculares em pacientes sem diabetes, não foi possível alcançar uma redução semelhante na morbidade em pacientes com diabetes. Assim, de acordo com investigadores dos EUA, enquanto a mortalidade por doença isquémica do coração diminuiu 51% durante o período de 1971 a 1993, nos doentes com diabetes esta diminuição foi de apenas 15%, e nas mulheres com diabetes, notou-se mesmo uma tendência para o aumento da mortalidade [25]. A utilização de métodos modernos de tratamento do enfarte do miocárdio (trombólise, revascularização cirúrgica do miocárdio) é menos eficaz na diabetes mellitus [50]. Assim, a análise demonstrou que, embora a utilização de trombolíticos nestes doentes conduza a uma reperfusão miocárdica semelhante à dos indivíduos sem diabetes mellitus (42% e 45,4%, $p>0,05$), estudos angiográficos posteriores demonstram um estado significativamente pior de irrigação sanguínea miocárdica na artéria coronária dependente do enfarte (28,9% e 41,3%, $p<0,001$), o que ocorre num contexto de diminuição acentuada da contratilidade global do ventrículo esquerdo [56,72]. Há observações de que o primeiro enfarte na diabetes mellitus, complicado por insuficiência cardíaca aguda (choque cardiogénico, edema pulmonar), se correlaciona fortemente com a incidência de mortes, e tem pior prognóstico quando se utiliza terapêutica trombolítica (mortalidade - 14,8 e 4,2%, $p < 0,001$) [67].O estudo GUSTO-I (Global Utilization of Streptokinase and Tissue Plasminogen Activator for Occluded Coronary Arteries) demonstrou que a mortalidade aos 30 dias em doentes com EAM na diabetes mellitus é maior, especialmente no grupo de doentes medicados com insulina (12,5% e 9,7%), enquanto que fora da diabetes mellitus a mortalidade é de 6,2%, $p<0,001$ [23]. Dados semelhantes foram obtidos em outros estudos [5]. A revascularização cirúrgica do miocárdio pode melhorar o prognóstico na diabetes mellitus, que é um pouco pior em indivíduos mais velhos, com necessidade de insulinoterapia, com fração de ejeção reduzida e insuficiência cardíaca clinicamente manifesta [50], enquanto alguns autores referem a sua vantagem sobre a trombólise [47], no entanto, como observações recentes têm demonstrado, apenas melhora o prognóstico a curto prazo em termos de sobrevivência, enquanto os resultados a longo prazo na diabetes mellitus permanecem piores [7, 34, 46]. Um estudo que incluiu 3.000 doentes com enfarte do miocárdio verificou que a utilização de cirurgia de intervenção precoce em combinação com profilaxia ativa de fármacos secundários pode reduzir significativamente a mortalidade aos 31 dias em doentes com enfarte do miocárdio e diabetes de 40% para 30% ($p<0,001$), mas o seguimento aos 18 meses não demonstrou uma redução significativa da mortalidade nestes doentes, que foi de 38,0% em 1995 e 36,4% em 2003, $p=0,71$ [51]. Sabe-se que a diabetes é um preditor de resultados adversos em intervenções endovasculares, principalmente na forma de reestenose [44], tendo como pano de fundo o aumento da proliferação da íntima na área do vaso submetido à angioplastia [88], trombose de stent [44]. O aumento do risco de morte em doentes com EAM e DM, que persiste mesmo após revascularização cirúrgica do miocárdio com sucesso, deve-se em grande parte à disfunção ventricular esquerda, bem como ao risco de efeito arritmogénico da neuropatia autonómica cardiovascular [70]. Assim, no estudo STEMI, que incluiu 395 doentes com enfarte do miocárdio com supradesnivelamento do segmento ST, incluindo 74 diabéticos (19%), foi efectuado um seguimento de 7,5 anos dos doentes e verificou-se que, apesar de a intervenção coronária percutânea primária (ICP) melhorar o prognóstico comparativamente à trombólise sistémica com estreptoquinase, a mortalidade na DM permanece elevada (odds ratio 2,4 comparativamente aos não diabéticos, $p < 0,001$). A DM continua associada a um aumento da mortalidade a longo prazo, possivelmente devido a uma diminuição mais acentuada da fração de ejeção do ventrículo esquerdo (FEVE). Assim, verificou-se que em pacientes com diabetes, a freqüência de FE reduzida (<40%) foi de 27% contra 15% em pacientes sem diabetes (p=0,02) [70]. Entre os pacientes com IM tratados com sucesso por angioplastia primária, a freqüência de progressão da insuficiência cardíaca nos próximos 5 anos é maior em pacientes com diabetes (43% versus 20%, p=0,001), com a disfunção diastólica pronunciada desempenhando um papel importante devido à rigidez miocárdica [28]. Em um estudo de coorte que incluiu 467 pacientes com diabetes e 664 sem diabetes mellitus, com idade média de 62 anos, submetidos à revascularização cirúrgica do miocárdio por doença arterial coronariana, a mortalidade pós-operatória precoce foi comparável nos dois grupos de pacientes, mas a sobrevida em 10 anos foi melhor nos pacientes sem diabetes mellitus - 79,5% e 76,8%, p = 0,06; a idade dos pacientes foi um fator significativo que piorou a sobrevida [29]. O estudo VAM realizado demonstrou que a sobrevida em 5 anos em pacientes com IM após intervenção coronária percutânea depende da presença de diabetes mellitus. Assim, a incidência de morte cardíaca nesses pacientes foi de 20,6%, enquanto que entre os indivíduos sem diabetes mellitus foi de 5,8% [68]. A pior sobrevida em pacientes com diabetes mellitus após cirurgia de revascularização do miocárdio está amplamente associada a complicações associadas ao diabetes, como aterosclerose arterial periférica e insuficiência renal [30].

Dados de outros estudos mostram que, ao longo do tempo, têm sido feitos progressos significativos na melhoria da sobrevida aos 3-5 anos na diabetes mellitus [73], e se a mortalidade intra-hospitalar, segundo alguns autores, é um pouco mais elevada nas mulheres (21,3% e 14,9%) [47], já a mortalidade aos 5-10 anos e mais elevada não revela diferenças de género [87]. Um estudo realizado na Suécia mostrou que a incidência e a mortalidade por enfarte do miocárdio diminuíram na população de 1989 a 2000, mas esta tendência não é observada nos doentes com diabetes mellitus [40]. Assim, apesar da evidente melhora no tratamento do IM, a taxa de mortalidade em pacientes com diabetes mellitus permanece maior do que em pacientes sem diabetes mellitus [79], o que se deve em grande parte aos distúrbios metabólicos inerentes ao diabetes mellitus. Provavelmente, o potencial de melhoria do prognóstico em doentes com diabetes mellitus reside na correção adequada do metabolismo dos hidratos de carbono, o que necessita de ser estudado.

1.3. Sobrevivência de doentes com diabetes mellitus e cardiologia sem MI

A presença de diabetes é um fator de prognóstico desfavorável geralmente aceite que afecta a sobrevivência dos doentes [20, 35, 49]. Vários estudos realizados no Reino Unido [299,419], Finlândia [89], Suécia [9], Itália [62], EUA [10] e

Japão [73] confirmaram que a mortalidade entre os doentes com diabetes excede significativamente a dos indivíduos sem diabetes. A esperança de vida dos homens com diabetes é mais curta, em média, 9,1 anos e a das mulheres 6,7 anos, em comparação com a dos indivíduos sem diabetes [9]. Foi estabelecido que a mortalidade entre os pacientes com diabetes sem IM é semelhante à dos pacientes que tiveram IM [30]. Os indivíduos com diabetes têm um risco aumentado de morte por factores associados à diabetes, tais como distúrbios metabólicos agudos (cetoacidose diabética, síndrome hiperosmolar), complicações cardiovasculares (doença coronária, insuficiência cardíaca), bem como por outras causas (complicações infecciosas, etc.) [20, 34]. Para além dos factores clássicos, os doentes com diabetes têm factores de risco adicionais para o desenvolvimento de doença coronária e subsequente prognóstico desfavorável, tais como a duração da diabetes [19], níveis elevados de HbA1c [28], a presença de complicações microvasculares (micro ou macroalbuminúria) [66, 20, 37], função renal comprometida [33], retinopatia diabética [40], associada a um risco elevado de eventos coronários agudos [14], sinais de síndrome metabólica [77]. Também se observa um aumento do risco de mortalidade em doentes com diabetes durante o tratamento com insulina [79], embora não tenha sido identificado qualquer efeito do nível socioeconómico na sobrevivência dos doentes [30]. É geralmente reconhecido que a principal causa de aumento da mortalidade na diabetes são as complicações cardiovasculares [83, 74, 40, 41, 48, 50]. Em geral, mais doentes com diabetes morrem de doenças causadas pela aterosclerose do que de todas as outras causas combinadas [39]. O valor prognóstico desfavorável da diabetes em doentes com doença coronária foi demonstrado no estudo de Framingham, que indica uma elevada frequência de resultados adversos nas mulheres, tendo estas um maior risco de desenvolver insuficiência cardíaca (IC) [36], que frequentemente causa um aumento da mortalidade. Muitos investigadores notaram um risco elevado de desenvolvimento de IC na diabetes mellitus [36, 35, 59, 73, 76], causado por "factores especificamente diabéticos", tais como níveis elevados de HbAlc [51, 57], microalbuminúria [85] e resistência à insulina [6]. Ao mesmo tempo, foi estabelecido que a insuficiência cardíaca isquémica é um preditor independente de morte, tanto por causas cardiovasculares como por outras causas [16, 46]. A DM está associada a uma pior sobrevida em indivíduos com IC clinicamente manifesta, submetidos a terapia de ressincronização para melhorar a função sistólica do ventrículo esquerdo, com a maior mortalidade observada entre os pacientes em insulinoterapia [32]. A IC diagnosticada precocemente e tratada inadequadamente em pacientes com diabetes mellitus tem um efeito adverso no prognóstico, especialmente na presença de nefropatia diabética [57]. Ao mesmo tempo, vários investigadores chamam a atenção para o facto de, em muitos casos, a mortalidade não depender da fração de ejeção (FE) [47]. Além disso, há observações de que o risco relativo de mortalidade cardiovascular e de hospitalizações por IC na diabetes mellitus é maior em doentes com FE preservada do que com FE reduzida [29]. A presença de hipertensão arterial e de patologia cardiovascular prévia em doentes com diabetes são também consideradas como preditores de morte por qualquer causa [87]. No estudo TRAID [30], os factores preditores de morte foram a idade avançada, o sexo masculino, o baixo nível educacional, o baixo rendimento, a longa duração da diabetes, o baixo índice de massa corporal, a hipertensão, as complicações macrovasculares, a retinopatia diabética, a nefropatia e a neuropatia periférica. Também foi encontrada uma associação com o tratamento com insulina para a mortalidade geral. Foi observado um aumento do risco de morte em pacientes com diabetes na presença de doença coronária, especialmente entre indivíduos idosos com uma longa história de diabetes [44]. Muitos estudos têm-se dedicado a estudar o efeito da HbAlc na mortalidade. O estudo UKPDS concluiu que a hiperglicemia crónica aumenta acentuadamente o risco de complicações cardiovasculares e que, com um aumento de 1% no nível de HbAlc, a mortalidade por doenças cardiovasculares aumenta em 11% [46]. Um estudo realizado na Finlândia estabeleceu uma relação linear entre a mortalidade cardiovascular a 10 anos na diabetes mellitus e o controlo glicémico (glicemia em jejum e HbAlc), independentemente da natureza da terapêutica hipoglicemiante. O aumento da glicemia em jejum foi um importante preditor de mortalidade cardiovascular, independentemente de outros factores de risco, e a HbAlc foi o mais importante fator de risco independente associado à morte por doença coronária, como demonstrado pela análise de regressão logística múltipla [6]. Há evidências que indicam que o valor absoluto da HbAlc no plasma sanguíneo está intimamente associado ao risco de manifestação de quaisquer eventos cardiovasculares fatais e não fatais, enquanto no estudo multicêntrico European Prospective Investigation into Cancer in Norfolk (EPIC-Norfolk), que incluiu 5000 pessoas, foi revelado que o risco relativo de resultados adversos era independente do risco de morte por doença coronária; O risco de resultados adversos foi independente da idade, IMC, relação cintura-quadril, pressão arterial sistólica, nível de colesterol total, colesterol plasmático, tabagismo ou história prévia de doença cardiovascular [81]. No entanto, os resultados de alguns estudos indicam um efeito ambíguo dos valores elevados de HbAlc na sobrevivência. Assim, a observação de 123 doentes com diabetes mellitus com insuficiência cardíaca sistólica grave demonstrou uma paradoxal melhoria da sobrevida nos indivíduos com HbAlc superior a 7%, em grupos equiparados por sexo, idade, índice de massa corporal, duração da diabetes e tipo de terapêutica hipoglicemiante [77].A terapêutica hipoglicemiante agressiva e a normalização da HbAlc muitas vezes não produzem o efeito esperado, aumentando o risco de hipoglicemia [7] e aumentando a mortalidade. Assim, a tentativa de melhorar o prognóstico em doentes com diabetes mellitus com doença coronária evidente ou presença de factores de risco para a mesma, através de terapêutica hipoglicemiante intensiva com diminuição da HbAlc de 8,1 para <6,0%, levou a um aumento da mortalidade nos 3,5 anos seguintes e não reduziu a frequência de eventos cardiovasculares agudos [20], enquanto que no grupo de doentes tratados intensivamente, a hipoglicemia e o aumento do peso corporal em mais de 10 kg foram mais frequentemente observados. Para além dos distúrbios dos hidratos de carbono, os distúrbios do metabolismo lipídico são apontados como factores metabólicos na diabetes mellitus que aumentam a mortalidade por qualquer causa [83], o que dita uma abordagem mais rigorosa da terapêutica hipolipemiante [90]. A complexidade e ambiguidade dos mecanismos que agravam o curso da patologia cardíaca na diabetes mellitus e os resultados do tratamento que, muitas vezes, não satisfazem nem o doente nem o médico, obrigaram à realização do presente estudo.

CAPÍTULO II

CARACTERÍSTICAS GERAIS DO MATERIAL CLÍNICO E DOS MÉTODOS DE INVESTIGAÇÃO

2.1. Caraterísticas gerais dos doentes

Foram observados 70 pacientes com enfarte agudo do miocárdio, com (38 pessoas) e sem (32 pessoas) diabetes, bem como 15 pacientes com perfil cardiológico que não apresentavam patologia cardíaca ou diabetes.

Todos os doentes com enfarte do miocárdio foram tratados, no período agudo (durante 3-5 dias), na unidade de cuidados intensivos, com posterior tratamento de acompanhamento nos serviços de cardiologia; os doentes sem enfarte do miocárdio foram tratados em regime de internamento nos serviços de çardiologia.

Todos os doentes foram analisados quanto à natureza das queixas aquando da admissão no hospital, tendo sido recolhida a anamnese, efectuado um exame físico normalizado, bem como uma avaliação do estado neurológico e um exame oftalmológico (fundoscopia). Foi avaliada a presença e natureza de patologia concomitante, nos doentes com enfarte do miocárdio foi esclarecida a duração do internamento desde o início do enfarte, na presença de diabetes previamente diagnosticada foi esclarecida a natureza da terapêutica hipoglicemiante administrada antes do internamento.

O diagnóstico de diabetes foi estabelecido de acordo com os critérios de diagnóstico do Comité de Peritos da OMS (1999), com determinação da gravidade em doentes sem enfarte [3].

O diagnóstico de enfarte foi efectuado com base nos critérios propostos pela Sociedade Europeia de Cardiologia e Colégio Americano de Cardiologia, 2000 [33], incluindo pelo menos dois dos três sinais clássicos: sintomas clínicos típicos, dados de ECG (sinais de enfarte Q ou não Q, manifestados sob a forma de dinâmica do segmento ST e da onda T).

O diagnóstico de doença coronária e angina em doentes sem enfarte foi estabelecido com base em critérios geralmente aceites, incluindo dados clínicos (síndrome anginoso), dados de anamnese, dinâmica do ECG (alterações isquémicas na parte terminal do complexo ventricular, incluindo durante a monitorização Holter), lipidograma, estudos bioquímicos de marcadores de lesão miocárdica, excluindo enfarte. A presença de retinopatia diabética (RD) foi avaliada de acordo com a classificação de Kohner e M. Porta (1991) [2], a nefropatia diabética (ND) de acordo com a classificação de CE. Mogensen

(1983) [18, 56].

Nos indivíduos com enfarte do miocárdio, a gravidade da insuficiência cardíaca aguda (ICA) foi avaliada através da classificação de T. Killip (1967), desenvolvida especificamente para avaliar a insuficiência cardíaca no contexto do enfarte agudo do miocárdio [12].

De acordo com esta classificação:

Classe I - os sintomas e sinais de insuficiência cardíaca estão ausentes;

Classe II - insuficiência cardíaca. Os critérios de diagnóstico incluem sibilância, ritmo de galope, hipertensão venosa pulmonar, congestão pulmonar com estertores húmidos que ocupam metade dos pulmões;

Classe III - insuficiência cardíaca grave. Edema pulmonar com sibilância ocupando todos os campos pulmonares;

Classe IV - choque cardiogénico. Os sintomas e sinais incluem hipotensão (pressão arterial sistólica inferior a 90 mmHg) e sinais de hipoperfusão (oligúria, cianose, palidez).

Todos os doentes com enfarte do miocárdio foram divididos em quatro classes de gravidade do enfarte, de acordo com as recomendações de L.F. Nikolaeva, D.M. Aronov (1988) para programas de reabilitação diferenciados, onde, ao determinar a classe de gravidade, foram tidos em conta parâmetros como a extensão e profundidade do enfarte do miocárdio, o grau de insuficiência circulatória, a presença de complicações do período agudo do enfarte do miocárdio e a hipertensão [36]. A idade média dos pacientes nos grupos foi de 69,9 (45,1-78,7) e 63,4 (44,9-69,9) anos, p=0,3, no grupo I havia 25 mulheres (65,8%), no grupo II 13 (40,6%), p=0,04. A duração da história coronária variou de doença coronária recém-diagnosticada a 23 anos, em média 11,1 (5,6-15,4); nos grupos, respetivamente 12,1 (7,9-14,4) e 8,0 (5,6-11,7), p> 0,05, a duração da diabetes variou de recém-diagnosticada (26 pessoas) a 29 anos, em média 8,1 (4,2-13,9) anos. 34,2% (13 pessoas) dos doentes com diabetes previamente diagnosticada utilizavam apenas sulfonamidas hipoglicemiantes antes do internamento, 47,4% (18 pessoas) tomavam injecções de insulina como monoterapia ou em combinação com hipoglicemiantes orais, 18,4% (7 pessoas) faziam apenas dieta ou combinavam-na com biguanidas (Siofor, Glucophage). Todos os doentes foram hospitalizados num estado de descompensação grave do metabolismo dos hidratos de carbono. Assim, o nível médio de glicemia durante o internamento foi de 17,68±5,6 e 16,96±3,71 mmol/l, p=0,41, hemoglobina glicosilada (HbA1c) - 7,9±1,5 e 7,7±1,4%, respetivamente, p=0,49. Assim, os dois grupos de doentes eram comparáveis em termos dos principais parâmetros clínicos.

Os critérios de inclusão dos doentes no grupo principal foram a presença de diabetes mellitus e a idade até aos 70 anos. O estudo não incluiu doentes com diabetes mellitus tipo 1; formas secundárias e sintomáticas de diabetes no contexto de endocrinopatias (hipercorticismo, feocromocitoma, tirotoxicose, acromegalia, glucagonoma, etc.) e doenças da parte exócrina do pâncreas (pancreatite, pancreatectomia, tumores, etc.). Os critérios de exclusão também incluíam a presença de enfarte do miocárdio, incluindo na anamnese, doenças do miocárdio de génese inflamatória, tóxica, a presença de defeitos cardíacos valvulares, cardiomiopatia, primária e secundária.

2.2. MÉTODOS DE INVESTIGAÇÃO

De acordo com os objectivos do trabalho, o estudo dos doentes com diabetes mellitus com e sem alterações focais do miocárdio; e ainda, o grupo de controlo, doentes sem diabetes, incluiu, para além do exame clínico (recolha de queixas, anamnese, exame físico do sistema cardiovascular e outros, utilizando métodos geralmente aceites), os seguintes métodos instrumentais ECG em repouso, incluindo registo em dinâmica, ecocardiograma (ECHOCG) com dopplerografia, radiografia de tórax, entre os doentes sem alterações focais do miocárdio (com e sem diabetes) foi realizada monitorização por Holter ECG e registo do sinal médio do ECG (SU-ECG). Os métodos laboratoriais e bioquímicos incluíram o estudo da dinâmica da glicemia, o espetro lipídico do soro sanguíneo, a hemoglobina glicosilada (HbAlc), a ureia e a creatinina.

2.2.1. Eletrocardiografia

A eletrocardiografia foi realizada em todos os doentes no momento do internamento e posteriormente em dinâmica. O estudo da atividade eléctrica do miocárdio foi realizado com o eletrocardiógrafo Personal 120/210 LAP TOR da Innomed Medical (Hungria) em 12 derivações com descodificação de acordo com os critérios geralmente aceites. Foram tidas em conta as alterações mais típicas caraterísticas da ativação e hipertrofia das secções do coração e da sua sobrecarga - um aumento da atividade eléctrica, perturbações nos processos de repolarização. Foi avaliada a presença de alterações focais no miocárdio - sinais de enfarte do miocárdio Q e não Q, complicações sob a forma de arritmias cardíacas, sinais de aneurisma do ventrículo esquerdo. O ritmo cardíaco foi estudado em doentes sem enfarte do miocárdio.

2.2.2. Estudo do metabolismo dos hidratos de carbono

Para avaliar o estado do metabolismo dos hidratos de carbono, a glicose no sangue capilar foi estudada através de um método colorimétrico específico glicose oxidase-peroxidase, que utiliza a propriedade da glicose de se oxidar na presença da enzima glicose oxidase (GO).oxigénio atmosférico para formar peróxido de hidrogénio, cuja destruição sob a influência da peroxidase (PO) resulta na condensação de fenol e p-aminoantipirina num composto colorido. A reação processa-se de acordo com o esquema:
Glucose+O2+H2O-GO->gluconato+H202

2 H2O2 + fenol + p-p-aminoantipirina-PO-> 4 (p-benzoquinona monoimino)-fenazona + 4 H2O (quinoimina colorida)
A glicémia foi determinada de manhã, com o estômago vazio, após um jejum de 12 horas.7.00 e depois durante o dia às 11.00 (glicémia pós-prandial), 13.00, 17.00, 21.00, 3.00, bem como em caso de deterioração do bem-estar dos doentes.

Nos doentes internados com urgência na unidade de cuidados intensivos (UCI) por enfarte do miocárdio, a glicemia foi testada imediatamente após o internamento e depois monitorizada dinamicamente ao longo de horas semelhantes às dos doentes sem alterações focais do miocárdio. Numa análise do efeito da infusão contínua de insulina utilizando o infusomat em comparação com a terapia hipoglicémica tradicional em doentes no período agudo do enfarte, o nível de glicose no sangue capilar foi determinado no momento da hospitalização e depois a cada 1-2 horas utilizando o glucómetro ACCU-CHECK GO fabricado pela Roche Diagnostics GmbH, Alemanha. Em todos os doentes foram colhidas amostras de sangue para análise num dedo com uma tira-teste e, de acordo com os dados obtidos, a dose de insulina intravenosa foi ajustada. A fiabilidade dos dados obtidos com o glucómetro foi demonstrada no decurso do estudo, que comparou os métodos de determinação da glicemia com o analisador bioquímico "CLIMA MS-15" e o glucómetro "ACCU- CHECK GO", O estudo incluiu 300 pessoas (102 pessoas com diabetes mellitus tipo 1 e 2, as restantes - pessoas sem diabetes). A análise da mesma amostra de sangue obtida do dedo foi efectuada em paralelo nos dois aparelhos. Os resultados obtidos foram divididos em grupos, consoante o nível de glicemia. O estudo não revelou diferenças nas leituras dos aparelhos comparados. Assim, com glicemia inferior a 5,5 mmol / l p = 0,13, 5,5-10,0 mmol / l p = 0,29, mais de 10,0 mmol / l - 0,51.Como um índice informativo integral de glicemia eO objetivo de determinar o estado de compensação da diabetes foi estudar a HbAlc no sangue plasmático por cromatografia de afinidade em coluna utilizando o reagente "Diabetes-test", produzido pela JSC "Fotosorb" (Rússia, Moscovo). A glucosúria foi investigada através do método quantitativo de Althausen.

2.2.3. Estudo do metabolismo lipídico

Para estudar o metabolismo lipídico, foi determinado o teor de colesterol total (CT), colesterol de lipoproteínas de alta densidade (HDL-C) e triglicéridos (TG) no soro sanguíneo. A concentração de CT foi determinada pelo método enzimático-colorimétrico de Trinder. O método baseia-se na hidrólise da fração ligada ao éter da OXC com a participação da colesterol esterase (CE) e na oxidação do colesterol livre sob a influência da colesterol oxidase (CO). A reação é acompanhada pela libertação de peróxido de hidrogénio, que provoca a conversão catalisada pela peroxidase (PO) da 4-aminofenazona e do fenol num composto colorido (derivado da quinoneimina). O estudo do colesterol HDL foi efectuado após a precipitação preliminar dos quilomícrons, das lipoproteínas de baixa e de muito baixa densidade contidas no soro, com a adição de ácido fosfotúngstico e de Mg2+. Após centrifugação, a concentração de HDL-C e a concentração de CT foram determinadas no sobrenadante utilizando um precipitador da Olvex Diagnosticum LLC (Rússia). Os TG séricos foram estudados através de um método enzimático específico de ensaio colorimétrico desenvolvido por Bucolo e David em 1973. O método baseia-se no curso sequencial iniciado pelos TG de quatro reacções enzimáticas realizadas pela lipoproteína lipase (LPL), glicerol quinase (GK), glicerol fosfato oxidase (GPO) e peroxidase (PO). A concentração do produto final quinona imina, determinada fotometricamente, é proporcional à concentração de TG na amostra. Foi utilizado um kit de reagentes da Olvex Diagnosticum LLC (Rússia).

Tratamento de dados estatísticos

O processamento estatístico dos dados obtidos foi efectuado utilizando o pacote de software Statistica 6.0 (StatSoft Inc., EUA). Ao descrever dados com uma distribuição diferente da gaussiana, foram calculados a mediana (Me) e os quartis. As comparações emparelhadas foram efectuadas utilizando o método não paramétrico de Mann-Whitney. Para o cálculo dos coeficientes de correlação foi utilizado o método de correlação de Spearman. Para avaliar a significância das diferenças de proporções, foram utilizados os critérios de Fisher e o)2 de Pearson. O método de Kaplan-Meier foi utilizado para analisar a sobrevivência dos doentes. O intervalo de confiança (IC) de 95% é dado entre parêntesis para as taxas de sobrevivência. Considerou-se que as amostras pertenciam a populações gerais diferentes quando $p<0,05$.

CAPÍTULO III
RESULTADOS DA INVESTIGAÇÃO PRÓPRIA

3.1. PERÍODO AGUDO DO ENFARTE DO MIOCÁRDIO

3.1.1. Prevalência de diabetes em doentes com enfarte do miocárdio

A prevalência de diabetes em pacientes hospitalizados com urgência por IM foi estudada em um grupo de todos os pacientes que passaram pela unidade de terapia intensiva do Dispensário Regional de Cardiologia de Bukhara durante 2019-2021. De 70 pessoas (30 homens e 40 mulheres), 38 tinham diabetes, portanto, sua frequência era de 54,3%. Nesse grupo de pacientes, predominaram as mulheres (72,2%, 26 pessoas), enquanto entre os pacientes sem diabetes, os homens eram mais comuns (56,3%, 18 pessoas). A média de idade dos pacientes com e sem diabetes foi de 69,9 ± 8,7 e 67,4 ± 7,1 anos, respetivamente, ou seja, os pacientes com diabetes eram ligeiramente mais velhos, com predomínio do sexo feminino no grupo, o que é geralmente caraterístico da subpopulação desses pacientes.

3.2. Caraterísticas clínicas e metabólicas da evolução do enfarte do miocárdio na diabetes mellitus

Os resultados de uma análise comparativa da evolução do período agudo do enfarte do miocárdio em função da presença (principal, grupo I de doentes) e da ausência de diabetes (controlo, grupo II) são apresentados no Quadro 4.

Tabela 1 Caraterísticas do enfarte do miocárdio em doentes com diabetes (grupo I) e sem diabetes (grupo II),%

Indicador		GrupoI (n=38)	GrupoII (n=32)	R
1. Enfarte do miocárdio recorrente		47%	23.4%	0.02
2. Q IM		46.3%	39.1%	0.06
3. Classe de gravidade da insuficiência cardíaca aguda (Killip)	1	22.2%	49.9%	0,001
	2	48.4%	36.1%	
	3	23.8%	10.7%	
	4	5.6%	3.3%	
4. gravidade do enfarte do miocárdio	1	4.1%	13.6%	0.002
	2	16.4%	37%	
	3	18.3%	31.1%	
	4	61.2%	18.2%	
5. Dor durante a hospitalização		64.2%	82.5%	0.01
6. Tarde (depois das 6 horas) hospitalização		41.0%	30.7%	0.07
7. Complicações do período agudo do enfarte do miocárdio:				
- choque cardiogénico		5.6%	3.3%	0.03
- arritmia		48.1%	28.2%	0.02
- Edema pulmonar (EP)		22.0%	9.9%	0.02
- Aneurisma do VE		21.7%	20.4%	0,1
- angina pós-infarto precoce		51.5%	37.8%	0.033
8. AG		82.5%	61.4%	0.01

É caraterístico que, em doentes com diabetes mellitus, a variante dolorosa típica do início do enfarte do miocárdio, de acordo com a classificação clínica de A.L. Syrkin [60], tenha sido observada com menos frequência (64,2±82,5%, p=0,04), o que determinou casos um pouco mais frequentes de hospitalização tardia (após 6 horas ou mais) dos doentes. A evolução atípica do enfarte do miocárdio na diabetes mellitus é assinalada por muitos autores [19, 46], indicando a possibilidade de formas indolores: isquemia e enfarte do miocárdio na diabetes mellitus, em grande parte devido a: regulação autonómica diminuída da atividade cardíaca neuropatia vegetativa autonómica diabética. A presença de uma variante indolor do curso do período agudo. O enfarte do miocárdio correlacionou-se com a duração da diabetes (r=0,58, p=0,01), com a presença de complicações "associadas à diabetes" - nefropatia diabética (ND) (r=0,6, p=0,03), polineuropatia periférica (r=0,44, p=0,033), e também com uma glicemia relativamente baixa (<5,5 mmol/l) durante o internamento (r=0,5, p=0,03). A variante asmática do início do enfarte foi mais frequentemente observada no grupo principal (28,3 e 9,1%, p=0,002), o que indica uma gravidade mais acentuada da insuficiência cardíaca na diabetes mellitus, confirmada pelos dados da avaliação da insuficiência cardíaca aguda segundo os critérios de T. As variantes arrítmicas (6,7 e 2,0%, p=0,03) e de baixo sintoma do EAM (12,6 e 7,7%) foram também mais frequentemente detectadas no grupo principal de doentes com EAM. A localização do enfarte, segundo os dados do ECG, variou nos grupos, com predomínio da necrose das paredes anterior ou posterior do miocárdio. Outras localizações foram menos comuns (Tabela 2) e não diferiram significativamente em frequência entre os grupos (p>0,05).

Tabela 2 Localização do enfarte do miocárdio (%) em doentes com (grupo I) e sem (grupo II) DP

Localização do IM	I grupo	II grupo
1. Frente	38.2	26.5
2. Voltar	23.5	33.8
3. Frente-lateral	10.8	11
4. Septal anterior	7.8	7.7
5. Frente-atrás	7.8	8.8
6. Anterior-septal-apical	5.9	6.8
7. Posterolateral e septal	5.9	5.3

A comparação da gravidade do enfarte do miocárdio em função do género em doentes com diabetes mellitus revelou o seguinte. As mulheres eram ligeiramente mais velhas - 69,8 ± 8,7 anos versus 61,4 ± 8,8 anos nos homens, com uma história mais longa de diabetes mellitus - 10,3 ± 7,8 versus 6,4 ± 2,8 anos, p = 0,033. Não foram encontradas diferenças estatisticamente significativas em caraterísticas da patologia coronária como a frequência de enfarte repetido em homens e mulheres (33,3 e 35,0%), enfarte Q (41,7 e 43,0%), a duração da história coronária > 5 anos foi observada com uma frequência de 38,6 e 59,4%, respetivamente, p > 0.05.Pelo exposto, podemos concluir que o curso do enfarte do miocárdio é mais grave nas mulheres, o que se manifesta no contexto de uma longa história de diabetes em doentes mais velhos, sob a forma de uma frequência significativamente mais elevada de disfunção miocárdica grave de acordo com a ecocardiografia. As diferenças estatisticamente significativas nos dois grupos de doentes com diabetes estão resumidas na tabela3.

Tabela 3 Evolução do enfarte do miocárdio em doentes com diabetes em função do sexo

Indicador	Homens	Mulheres	R
Idade, anos	61.4±8.8	69.88±8.7	0.05
Duração da história da diabetes, anos	6.4±2.8	10.3±7.8	0.033
FV, %	48.2±5.1	44.1±3.7	0.04

Foi também avaliada a influência do género na evolução da patologia em doentes com enfarte do miocárdio sem diabetes. A análise revelou que, entre estes doentes, as mulheres são significativamente mais velhas - 68,1±7,9 e 58,2±6,5 anos, p=0,04, a presença de enfarte na história foi mais frequentemente detectada nas mulheres 59,0 e 21,7%, p=0,03, enquanto a frequência de enfarte Q prevaleceu nos homens 60,9 e 27,2%, p=0,02. A análise da natureza das complicações demonstrou o seguinte. A frequência de aneurisma do VE prevaleceu nos homens 30,4 e 18,1% p=0,011, assim como a angina precoce pós-infarto (45,4 e 22,1%,p=0,01) foram mais frequentemente detectadas nas mulheres. Não foram encontradas diferenças significativas nos parâmetros metabólicos, bem como no estado funcional do miocárdio, com exceção da FE, que foi menor nas mulheres 47,4±7,1 e 51,2±8,3%, p=0,033. A frequência de classes 3 e 4 altas de enfarte nos grupos não diferiu 47,8 e 53,5%, p=0,3. A análise realizada permite-nos resumir que não houve diferença significativa na gravidade do enfarte do miocárdio em doentes sem diabetes, dependendo do sexo dos nossos doentes.A comparação dos parâmetros metabólicos nos grupos 1 e 2 de doentes com enfarte do miocárdio mostrou o seguinte (Tabela 4).

Tabela 4 Índices metabólicos em doentes com enfarte do miocárdio com e sem diabetes

Indicador	1 grupo	2grupo	R
1. Glicémia durante o internamento na unidade de cuidados intensivos, mmol/l	9.5 (7.4-11.1)	5.4 (3.9-5.6)	0.01
2. Ureia, mmol/l	9.5 (6.1-11.3)	6.4 (5.3-7.4)	0,001
3. Colesterol total (CT), mmol/l	5.4 (4.6-6.4)	5.5 (4.6-6.2)	0.8
4. Triglicéridos, mmol/l	2.2 (1.6-2.9)	1.7 (1.2-2.2)	0.04
5. Colesterol HDL, mmol/l	0.85 (0.64-1.07)	1.1 (0.82-1.3)	0.4

O desenvolvimento de enfarte do miocárdio na diabetes mellitus, na maioria dos doentes, foi acompanhado por uma descompensação grave do metabolismo dos hidratos de carbono. troca com índices glicémicos elevados. Fora da diabetes, os índices glicémicos médios durante a hospitalização não ultrapassaram o intervalo normal; os doentes do grupo principal também apresentavam níveis mais elevados de triglicéridos e ureia devido ao predomínio de processos catabólicos.Foi dada atenção a distúrbios metabólicos pronunciados no grupo principal e, em primeiro lugar, aos indicadores glicémicos após a hospitalização. Assim, a diabetes mellitus agrava certamente o curso do período agudo do enfarte do miocárdio, que se manifesta sob a forma de maior gravidade; insuficiência cardíaca aguda de acordo com a classificação de T. Killip, redução da FE, e também uma maior prevalência da máxima, 4ª classe de gravidade do enfarte do miocárdio de acordo com os critérios de L.F. Nikolaeva e D.M. Aronov. Os doentes desta categoria registaram menos frequentemente uma síndrome dolorosa típica no período agudo do enfarte, com tendência, por isso, para uma maior frequência de internamento tardio.

3.2. PERÍODO SUBAGUDO DO ENFARTE DO MIOCÁRDIO

3.2.1 Caraterísticas clínicas do período subagudo do enfarte do miocárdio na diabetes mellitus e alguns índices metabólicos

Foi efectuada uma observação dinâmica dos doentes com enfarte do miocárdio que sobreviveram ao período agudo, comparando os grupos em função da presença (Grupo I) e ausência (Grupo II) de diabetes, tendo-se verificado o seguinte. A análise da gravidade do EAM de acordo com as classes identificadas revelou que, no grupo principal de doentes, a classe máxima-4 foi observada 2 vezes mais frequentemente, respetivamente 64,6 e 32,4%, p = 0,012, enquanto a frequência da classe mínima-1 foi de 8,3 e 13,2% nos grupos (Tabela 5).

Tabela 5 Classes de gravidade do enfarte do miocárdio em doentes com diabetes (grupo I) e sem diabetes (grupo II),%

Classe de gravidade do enfarte do miocárdio	1 gr.	2 gr.	r
1	8.3	13.2	0.01
2	10.4	30.9	
3	16.7	23.6	
4	64.6	32.6	

As classes de gravidade relativamente baixa (1 e 2) foram detectadas com uma frequência estatisticamente mais significativa nos doentes do grupo de controlo (sem diabetes) - 44,1 e 18,8%, respetivamente, p = 0,01, enquanto as classes altas (3 e 4) - na presença de diabetes, 81,3 e 55,9%, p = 0,03. Uma análise comparativa dos parâmetros do metabolismo lipídico demonstrou uma hiperdislipoproteinemia aterogénica significativamente mais pronunciada na presença de diabetes (Quadro 6), o que é tradicionalmente caraterístico dos doentes desta categoria.

Tabela 6 Índices do metabolismo lipídico em doentes com enfarte do miocárdio com (grupo I) e sem (grupo II) diabetes

Indicadores	1 gr.	2 gr.	r
CT, mmol/l	6.2 (5.8-6.6)	5.5 (5.1-6.0)	0.042
TG, mmol/l	2.6 (2.0-3.1)	1.9 (1.6-2.1)	0.02
HDL-C, mmol/l	0.90 (9.84-1.00)	1.01 (0.99-1.06)	0.048

Os distúrbios lipídicos nos doentes com diabetes mellitus manifestaram-se de forma significativa por hipertrigliceridemia. Assim, encontrámos níveis elevados de triglicéridos superiores a 2,2 mmol/l em 60,4% dos doentes do grupo principal e em 25,4% dos doentes do grupo de controlo, p=0,001, o que se deve à inclusão compensatória de gorduras no metabolismo energético em caso de deficiência de insulina, ao aumento do teor de ácidos gordos livres (AGL) no sangue e ao aumento da síntese de TG a partir destes no fígado.

3.3. Gestão de doentes com enfarte do miocárdio e diabetes

Devido à presença de provas convincentes de um risco aumentado de doença cardiovascular em doentes com pré-diabetes, de acordo com as actuais orientações europeias para o tratamento da doença coronária, é necessário realizar um teste para a deteção precoce de perturbações do metabolismo dos hidratos de carbono. Assim, de acordo com os resultados de um dos estudos AHQR, com tolerância à glicose diminuída, a mortalidade cardiovascular aumentou 48% e o risco de eventos cardiovasculares 143%, com glicemia de jejum diminuída 21% e 24%, respetivamente [2]. De acordo com os dados da ADA [3], estão sujeitos a rastreio da diabetes os seguintes indivíduos

1. Todos os adultos com IMC 2' 25 kg/m2 e factores de risco adicionais:

• fisicamente inativo,

• familiares em primeiro grau com diabetes tipo 2,

• história de diabetes gestacional ou feto grande (> 4 kg),

• hipertensão arterial (2' 140/90 mmHg ou terapia anti-hipertensiva medicamentosa),

• Colesterol HDL :S 0,9 mmol/L e/ou nível de triglicéridos 2' 2,82 mmol/L,

• história de glicemia de jejum diminuída ou tolerância à glicose diminuída, HbA1c

5.7-6.4%,

• doenças cardiovasculares (doença coronária, acidentes vasculares cerebrais, ataques isquémicos transitórios, doença arterial periférica).

2. Na ausência de factores de risco, o teste deve ser realizado em adultos a partir dos 45 anos de idade.

Para identificar os distúrbios do metabolismo dos hidratos de carbono, recomenda-se a determinação da glicemia em jejum, e em níveis de glicemia de

6,1-6,9 mmol/l, a realização de um teste primário de tolerância à glicose, bem como a HbA1c, um indicador bioquímico que reflecte o nível médio de açúcar no sangue durante um longo período (até três meses), em contraste com a medição da glicemia, que apenas fornece uma ideia no momento do estudo [11]. Tendo em conta estes estudos, foi determinado que é impossível definir um único objetivo de HbA1c, mas que é necessário individualizar os objectivos da terapêutica em função da idade, da esperança de vida, da presença de doenças concomitantes e da tendência para reacções hipoglicémicas [8].

A escolha da terapêutica antidiabética para atingir os níveis glicémicos alvo depende da situação clínica e deve ser individualizada. A terapêutica medicamentosa para a IM na diabetes mellitus inclui duas direcções: a correção dos factores de risco (hiperglicemia e resistência à insulina, hipertensão arterial, dislipidemia) e o tratamento direto da IM [11]. Na diabetes tipo 1, o gold standard do tratamento é a insulinoterapia, desde que a dieta seja racional e a auto-monitorização da glicose seja realizada para atingir o nível glicémico alvo. É necessário avaliar o risco de episódios hipoglicémicos e titular a dose de modo a que os episódios hipoglicémicos sejam raros. Na diabetes tipo 2, não existe uma abordagem única para a terapêutica medicamentosa [1, 11]. As recomendações para o tratamento do enfarte do miocárdio e da diabetes incluem um grande número de fármacos que têm certas caraterísticas de interação: a aspirina potencia o efeito da metformina, das sulfonilureias e das glinidas, o que pode levar a hipoglicemias graves. No enfarte estável, a revascularização não reduz o risco de doença cardiovascular, em comparação com os medicamentos [14]. No enfarte grave com lesão da artéria carótida esquerda, três vasos - a revascularização aumenta a sobrevida, e os resultados são melhores nos doentes medicados com sensibilizadores da insulina (metformina, tiazolidinedionas), em comparação com a insulina e estimuladores da sua secreção (sulfonilureias e glinidas) [5, 13].Assim, o tratamento de um doente com patologia comórbida exige que o terapeuta, o cardiologista e o endocrinologista tenham um conhecimento profundo da patologia concomitante. Os doentes com diabetes mellitus representam um grupo de alto risco para o desenvolvimento de enfarte do miocárdio e outras complicações cardiovasculares (acidentes vasculares cerebrais, doenças vasculares periféricas). A terapia farmacológica complexa é importante para melhorar o prognóstico destes doentes.um efeito que visa corrigir os níveis de glicose e de lípidos no sangue, normalizar a pressão arterial, reduzir a isquemia do miocárdio, o potencial trombogénico do sangue e os factores de inflamação crónica inespecífica.

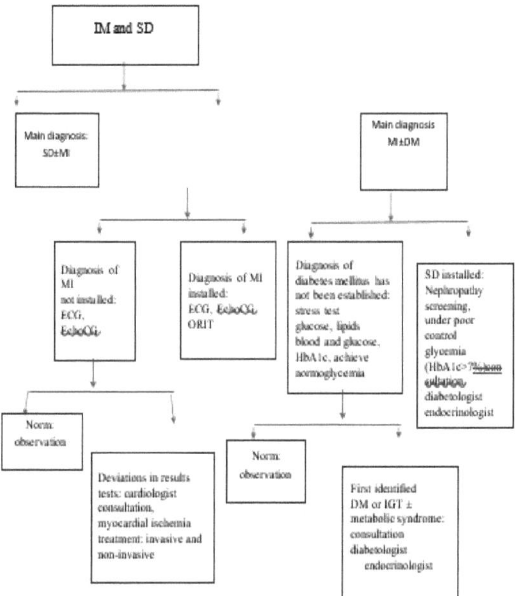

Fig. 1 Algoritmo para o exame de doentes com enfarte do miocárdio e diabetes

DISCUSSÃO DOS RESULTADOS

A diabetes mellitus tornou-se atualmente um dos principais problemas médicos e sociais em todo o mundo, devido ao aumento constante da sua incidência nas últimas décadas, tanto nos países em desenvolvimento como nos países industrializados, onde a sua prevalência na população atinge 5-6% [82]. A Organização Mundial de Saúde (OMS) prevê um aumento da população destes doentes em 25 anos, até 2025, de 130 para 300 milhões de pessoas [58], e de acordo com a informação da Reuters Health - até 333 milhões [14], com mais de 75% dos doentes, ou seja, um em cada três, a viver em países do terceiro mundo [82], como resultado de alterações sócio-culturais e da urbanização.

A forma mais comum da doença é a diabetes mellitus (DM) tipo 2, que representa cerca de 85% dos casos na população caucasiana e quase 100% nos indivíduos de grupos étnicos não caucasianos. A DM está associada a uma mortalidade precoce mais frequente, a várias complicações, principalmente cardiovasculares, que levam à incapacidade, à limitação da atividade social e a uma baixa qualidade de vida. Uma tendência alarmante é o "rejuvenescimento" da doença, um aumento do risco de DM em crianças e adolescentes [83]. O desenvolvimento precoce de DM em indivíduos relativamente jovens aumenta significativamente o risco de desenvolver complicações cardiovasculares [33, 41].

Não há dúvida de que a diabetes tem um efeito adverso no sistema cardiovascular, razão pela qual a American Heart Association (AHA) define a diabetes como uma doença cardiovascular [23], e estudos têm confirmado a presença de uma relação direta entre hiperglicemia e eventos cardiovasculares agudos [52], em particular com o enfarte do miocárdio [18]. Salienta-se a prevalência generalizada da patologia na população. Assim, o número de doentes com metabolismo normal dos hidratos de carbono, de acordo com o estudo. "The Euro Heart Survey on Diabetes and the Heart", é menos de metade nos doentes com doença coronária [88]. Estes dados foram totalmente confirmados num estudo semelhante realizado na China, que revelou apenas 35,8% de doentes com metabolismo normal da glucose entre os doentes com doença coronária [19].

Os resultados de vários estudos de grande dimensão (Framingham, MRFIT - Multiple Risk Fator Intervention Trial, Paris Prospective Study), com a duração de 12-20 anos, mostraram que a DM é um forte preditor e fator de risco independente (não menos significativo do que a hipertensão arterial, a hipercolesterolemia e o tabagismo) de doenças cardiovasculares, tanto em homens como em mulheres [24]. O risco de complicações cardiovasculares e de mortalidade na diabetes mellitus é 2-5 vezes superior ao da população [19, 26, 44], mesmo na ausência de factores de risco clássicos como a hipertensão arterial, a hiperlipidemia e o tabagismo. Tudo isto indica a presença de factores de risco específicos associados à diabetes mellitus que requerem um estudo aprofundado e uma correção adequada. Foram observados 70 doentes com enfarte agudo do miocárdio, com (38 pessoas) e sem (32 pessoas) diabetes, bem como 15 doentes com perfil cardiológico sem patologia cardíaca ou diabetes.Todos os doentes com enfarte do miocárdio foram, no período agudo (durante 3-5 dias), tratados na unidade de cuidados intensivos com posterior seguimento nos serviços de cardiologia; os doentes sem enfarte do miocárdio foram tratados em regime de internamento nos serviços de cardiologia.Todos os doentes foram analisados quanto à natureza das queixas aquando da admissão no hospital, tendo sido recolhida a anamnese, efectuado um exame físico normalizado, bem como uma avaliação do estado neurológico e um exame oftalmológico (fundoscopia). Foi avaliada a presença e natureza de patologia concomitante, nos doentes com enfarte do miocárdio foi esclarecida a duração do internamento desde o início do enfarte, na presença de diabetes previamente diagnosticada foi esclarecida a natureza da terapêutica hipoglicemiante administrada antes do internamento. O diagnóstico de diabetes foi estabelecido de acordo com os critérios de diagnóstico do Comité de Peritos da OMS (1999), com determinação da gravidade em doentes sem EAM [3]. O diagnóstico de EAM foi feito com base nos critérios propostos pela Sociedade Europeia de Cardiologia e Colégio Americano de Cardiologia, 2000 [33], incluindo pelo menos dois dos três sinais clássicos: sintomas clínicos típicos, dados de ECG (sinais de EAM Q ou não Q, manifestados sob a forma de dinâmica do segmento ST e da onda T).O diagnóstico de doença cardíaca coronária e angina em doentes sem enfarte foi estabelecido com base em critérios geralmente aceites, incluindo dados clínicos (síndrome anginosa), dados de anamnese, dinâmica do ECG (alterações isquémicas na parte terminal do complexo ventricular, incluindo durante a monitorização Holter), lipidograma, estudos bioquímicos de marcadores de lesão miocárdica, excluindo enfarte.A presença de retinopatia diabética (RD) foi avaliada de acordo com a classificação de Kohner e M. Porta (1991) [2], a nefropatia diabética (ND) de acordo com a classificação de CE. Nos indivíduos com enfarte do miocárdio, a gravidade da insuficiência cardíaca aguda (ICA) foi avaliada através da classificação de T. Killip (1967), desenvolvida especificamente para avaliar a insuficiência cardíaca no contexto do enfarte agudo do miocárdio [12]. A evolução do enfarte do miocárdio em fase estacionária foi avaliada em 70 doentes, dos quais 38 tinham diabetes (grupo principal, I) e 32 não tinham (grupo de controlo, II). A idade média dos pacientes nos grupos foi de 69,9 (45,1-78,7) e 63,4 (44,9-69,9) anos, p=0,3, no grupo I havia 25 mulheres (65,8%), no grupo II 13 (40,6%), p=0,04.A duração da história coronária variou de doença coronária recentemente diagnosticada a 23 anos, em média 11,1 (5,6-15,4); nos grupos, respectivamente12,1 (7,9-14,4) e 8,0 (5,6-11,7), p> 0,05, a duração da diabetes variou de

recém-diagnosticados (26 pessoas) a 29 anos, em média 8,1 (4,2-13,9) anos.34.2% (13 pessoas) dos doentes com diabetes previamente diagnosticada utilizavam apenas sulfonamidas hipoglicemiantes antes do internamento, 47,4% (18 pessoas) tomavam injecções de insulina em monoterapia ou em combinação com hipoglicemiantes orais, 18,4% (7 pessoas) faziam apenas dieta ou combinavam-na com biguanidas (Siofor, Glucophage).De acordo com os objectivos do trabalho, o estudo dos doentes com diabetes mellitus com e sem alterações miocárdicas focais; e ainda, o grupo de controlo, doentes sem diabetes, incluiu, para além do exame clínico (recolha de queixas, anamnese, exame físico do sistema cardiovascular e outros, utilizando métodos geralmente aceites), os seguintes métodos instrumentais ECG em repouso, incluindo registo em dinâmica, ecocardiograma (ECHOCG) com dopplerografia, radiografia de tórax, entre os doentes sem alterações focais do miocárdio (com e sem diabetes) foi realizada monitorização por Holter ECG e registo do sinal médio do ECG (SU-ECG).Os métodos laboratoriais e bioquímicos incluíram o estudo da dinâmica da glicemia, espetro lipídico do soro sanguíneo, hemoglobina glicosilada (HbAlc), ureia e creatinina.A prevalência de diabetes em pacientes hospitalizados com urgência por IM foi estudada em um grupo de todos os pacientes que passaram pela unidade de terapia intensiva do Dispensário Regional de Cardiologia de Bukhara durante 2019-2021. De 70 pessoas (30 homens e 40 mulheres), 38 tinham diabetes, portanto, sua frequência era de 54,3%. Nesse grupo de pacientes, predominaram as mulheres (72,2%, 26 pessoas), enquanto entre os pacientes sem diabetes, os homens eram mais comuns (56,3%, 18 pessoas). A média de idade dos pacientes com e sem diabetes foi de 69,9 ± 8,7 e 67,4 ± 7,1 anos, respetivamente, ou seja, os pacientes com diabetes eram ligeiramente mais velhos, com predomínio do sexo feminino no grupo, o que é geralmente caraterístico da subpopulação desses pacientes.

É caraterístico que, em doentes com diabetes mellitus, a variante dolorosa típica do início do enfarte do miocárdio, de acordo com a classificação clínica de A.L. Syrkin [60], tenha sido observada com menos frequência (64,2±82,5%, p=0,04), o que determinou casos um pouco mais frequentes de hospitalização tardia (após 6 horas ou mais) dos doentes. A evolução atípica do enfarte do miocárdio na diabetes mellitus é observada por muitos autores [19, 46], indicando a possibilidade de formas indolores: isquemia e enfarte do miocárdio na diabetes mellitus, em grande parte devido a: regulação autonómica diminuída da atividade cardíaca neuropatia vegetativa autonómica diabética. A presença de uma variante indolor do curso do período agudo. O enfarte do miocárdio correlacionou-se com a duração da diabetes (r=0,58, p=0,01), com a presença de complicações "associadas à diabetes" - nefropatia diabética (ND) (r=0,6, p=0,03), polineuropatia periférica (r=0,44, p=0,033), e também com uma glicemia relativamente baixa (<5,5 mmol/l) durante o internamento (r=0,5, p=0,03).

A variante asmática do início do EAM foi mais frequentemente observada no grupo principal (28,3 e 9,1%, p=0,002), o que indicia uma gravidade mais acentuada da insuficiência cardíaca na diabetes mellitus, confirmada pelos dados da avaliação da insuficiência cardíaca aguda segundo os critérios de T. Killip (Tabela 1) e uma fração de ejeção ventricular esquerda reduzida. As variantes arrítmica (6,7 e 2,0%, p=0,03) e de baixo sintoma do EAM (12,6 e 7,7%) foram também mais frequentemente detectadas no grupo principal de doentes com EAM.

A localização do enfarte de acordo com os dados do ECG variou entre os grupos, predominando a necrose das paredes anterior ou posterior do miocárdio. As outras localizações foram menos comuns e não diferiram significativamente em frequência entre os grupos (p>0,05).A comparação da gravidade do enfarte em função do sexo nos doentes com diabetes mellitus revelou o seguinte. As mulheres eram ligeiramente mais velhas - 69,8 ± 8,7 anos versus 61,4 ± 8,8 anos nos homens, com uma história de diabetes mellitus mais longa - 10,3 ± 7,8 versus 6,4 ± 2,8 anos, p = 0,033. Não foram encontradas diferenças estatisticamente significativas em caraterísticas da patologia coronária como a frequência de enfarte repetido em homens e mulheres (33,3 e 35,0%), enfarte Q (41,7 e 43,0%), a duração da história coronária > 5 anos foi observada com uma frequência de 38,6 e 59,4%, respetivamente, p > 0,05. Do exposto, podemos concluir que o curso do enfarte do miocárdio é mais grave nas mulheres, o que se manifesta no contexto de uma longa história de diabetes em doentes mais velhos, sob a forma de uma frequência significativamente mais elevada de disfunção miocárdica grave, de acordo com dados ecocardiográficos. Foi também avaliada a influência do género na evolução da patologia em doentes com enfarte do miocárdio sem diabetes. A análise revelou que, entre estes doentes, as mulheres são significativamente mais velhas - 68,1±7,9 e 58,2±6,5 anos, p=0,04, a presença de enfarte na história foi mais frequentemente detectada nas mulheres 59,0 e 21,7%,p=0,03, enquanto a frequência de enfarte Q prevaleceu nos homens 60,9 e 27,2%, p=0,02. A análise da natureza das complicações demonstrou o seguinte. A frequência de aneurisma do VE prevaleceu nos homens 30,4 e 18,1% p=0,011, assim como a angina precoce pós-infarto (45,4 e 22,1%,p=0,01) foram mais frequentemente detectadas nas mulheres. Não foram encontradas diferenças significativas nos parâmetros metabólicos, bem como no estado funcional do miocárdio, com exceção da FE, que foi menor nas mulheres 47,4±7,1 e 51,2±8,3%, p=0,033. A frequência de classes 3 e 4 altas de enfarte nos grupos não diferiu 47,8 e 53,5%, p=0,3. A análise realizada permite-nos resumir que não houve diferença significativa na gravidade do enfarte do miocárdio nos doentes sem diabetes em função do sexo dos nossos doentes.O desenvolvimento de enfarte do miocárdio na diabetes mellitus na maioria dos doentes foi acompanhado de descompensação grave do metabolismo dos hidratos de carbono. troca com índices glicémicos elevados. Fora da diabetes, os índices glicémicos médios durante o internamento não ultrapassaram os valores normais; os doentes do grupo principal apresentavam também níveis mais elevados de triglicéridos e de ureia, devido à predominância de processos catabólicos. Assim, a diabetes mellitus agrava certamente o curso do período agudo do enfarte do miocárdio, que se manifesta sob a forma de maior gravidade; insuficiência cardíaca aguda de acordo com a classificação de T. Killip, redução da FE, e também uma maior prevalência da máxima, 4ª classe de gravidade do enfarte do miocárdio de acordo com os critérios de L.F. Nikolaeva e D.M. Aronov. Os doentes desta categoria registaram menos frequentemente uma síndrome dolorosa típica no período agudo do enfarte, com tendência, por este facto, para uma maior frequência de internamento tardio. Foi efectuada uma observação dinâmica dos doentes com enfarte do miocárdio que sobreviveram ao período agudo, comparando os grupos em função da presença (Grupo I) e da ausência (Grupo II) de diabetes, tendo sido revelado o seguinte. A análise da gravidade do EAM de acordo com as classes identificadas revelou que, no grupo principal de doentes, a classe máxima-4 foi observada 2 vezes mais frequentemente, respetivamente 64,6 e 32,4%, p = 0,012, enquanto a frequência da classe mínima-1 foi de 8,3 e 13,2% nos grupos. As classes de gravidade relativamente baixas (1 e 2) foram detectadas com uma frequência estatisticamente mais elevada nos doentes do grupo de controlo (sem diabetes) - 44,1 e 18,8%, respetivamente, p = 0,01, enquanto as classes altas (3 e 4) - na presença de diabetes, 81,3 e 55,9%, p = 0,03. Uma análise comparativa dos parâmetros do metabolismo lipídico demonstrou uma hiperdislipoproteinemia aterogénica significativamente mais pronunciada na presença de diabetes, o que é tradicionalmente caraterístico dos doentes desta categoria. As perturbações lipídicas nos doentes com diabetes mellitus manifestaram-se de forma significativa por hipertrigliceridemia. Assim, encontrámos níveis elevados de triglicéridos superiores a 2,2 mmol/l em 60,4% dos doentes do grupo principal e em 25,4% dos doentes do grupo de controlo, p=0,001, o que se deve à inclusão compensatória de gorduras no metabolismo energético em caso de deficiência de insulina, a um aumento do conteúdo de ácidos gordos livres (AGL) no sangue e a um aumento da síntese de TG a partir destes no fígado. Devido à presença de provas convincentes de um risco aumentado de doença cardiovascular em doentes com pré-diabetes, de acordo com as actuais diretrizes europeias para o tratamento da doença coronária, é necessário realizar um teste para a deteção precoce de perturbações do metabolismo dos hidratos de carbono. Assim, de acordo com os resultados de um dos estudos AHQR, com tolerância à glicose diminuída, a mortalidade cardiovascular aumentou 48% e o risco de eventos cardiovasculares 143%, com glicemia de jejum diminuída 21% e 24%, respetivamente [2]. De acordo com dados da ADA [3], estão sujeitos a rastreio da diabetes os seguintes indivíduos:

1. Todos os adultos com IMC 2' 25 kg/m2 e factores de risco adicionais:

• fisicamente inativo,

• familiares em primeiro grau com diabetes tipo 2,

• história de diabetes gestacional ou feto grande (> 4 kg),

• hipertensão arterial (2' 140/90 mmHg ou terapia anti-hipertensiva medicamentosa),

• Colesterol HDL :S 0,9 mmol/L e/ou nível de triglicéridos 2' 2,82 mmol/L,

• história de glicemia de jejum diminuída ou tolerância à glicose diminuída, HbA1c 5,7-6,4%,

• doenças cardiovasculares (doença coronária, acidentes vasculares cerebrais, ataques isquémicos transitórios, doença arterial periférica).

2. Na ausência de factores de risco, o teste deve ser realizado em adultos a partir dos 45 anos de idade.

Para identificar os distúrbios do metabolismo dos hidratos de carbono, recomenda-se a determinação da glicemia em jejum, e em níveis de glicemia de 6,1-6,9 mmol/l, a realização de um teste primário de tolerância à glicose, bem como a HbA1c, um indicador bioquímico que reflecte o nível médio de açúcar no sangue durante um longo período (até três meses), em contraste com a medição da glicemia, que apenas fornece uma ideia no momento do estudo [11]. Tendo em conta estes estudos, foi determinado que é impossível definir um único objetivo de HbA1c, mas que é necessário individualizar os objectivos da

terapêutica em função da idade, da esperança de vida, da presença de doenças concomitantes e da tendência para reacções hipoglicémicas [8].
A escolha da terapêutica antidiabética para atingir os níveis glicémicos pretendidos depende da situação clínica e deve ser individualizada.
A terapia medicamentosa para o IM na diabetes mellitus inclui duas direcções: correção dos factores de risco (hiperglicemia e resistência à insulina, hipertensão, dislipidemia) e tratamento direto do IM [11]. Na diabetes tipo 1, o tratamento padrão ouro é a insulinoterapia, desde que a dieta seja racional e a auto-monitorização da glicose seja realizada para atingir o nível glicémico alvo. É necessário avaliar o risco de episódios hipoglicémicos e titular a dose de modo a que os episódios hipoglicémicos sejam raros. Na diabetes tipo 2, não existe uma abordagem única para a terapêutica medicamentosa [1, 11]. As recomendações para o tratamento do enfarte do miocárdio e da diabetes incluem um grande número de fármacos que têm certas caraterísticas de interação: a aspirina aumenta o efeito da metformina, das sulfonilureias e das glinidas, o que pode levar a hipoglicemia grave. No enfarte estável, a revascularização não reduz o risco de doença cardiovascular, em comparação com os fármacos [14]. No enfarte grave com lesão da artéria carótida esquerda, três vasos - a revascularização aumenta a sobrevida, e os resultados são melhores em doentes medicados com sensibilizadores de insulina (metformina, tiazolidinedionas), em comparação com insulina e estimuladores da sua secreção (sulfonilureias e glinidas) [5, 13].
Assim, a gestão de um doente com patologia comórbida exige que o terapeuta, o cardiologista e o endocrinologista tenham um conhecimento profundo da patologia concomitante. Os doentes com diabetes mellitus representam um grupo de alto risco para o desenvolvimento de enfarte do miocárdio e outras complicações cardiovasculares (acidentes vasculares cerebrais, doenças vasculares periféricas). A terapia farmacológica complexa é importante para melhorar o prognóstico destes doentes.um efeito que visa corrigir os níveis de glicose e de lípidos no sangue, normalizar a pressão arterial, reduzir a isquemia do miocárdio, o potencial trombogénico do sangue e os factores de inflamação crónica inespecífica.

CONCLUSÃO

1. A prevalência da diabetes nos doentes com enfarte do miocárdio é de 18,5%, sendo de 21,9% nas mulheres e de 15,0% nos homens. A diabetes concomitante piora estatisticamente de forma significativa a sobrevivência em todos os momentos após o enfarte.
2. A hiperglicemia - na admissão hospitalar em doentes com uma combinação de enfarte do miocárdio e diabetes está associada a complicações fatais, ocorrendo principalmente (91,5%) no período agudo do enfarte do miocárdio e também agrava o curso subsequente do enfarte do miocárdio nos períodos agudo e subagudo, contribui para o desenvolvimento de complicações e disfunção miocárdica grave, que se manifesta sob a forma de recaídas frequentes de insuficiência ventricular esquerda aguda e uma diminuição da função sistólica de acordo com a ecocardiografia.
3. A correção da hiperglicemia superior a 10,0 mmol/l em doentes com enfarte do miocárdio nas 24 horas seguintes ao internamento, através da infusão intravenosa de insulina por gotejamento até atingir uma glicemia de 5,6-7,5 mmol/l, tem um efeito positivo no estado funcional do miocárdio após 3 semanas de tratamento em regime de internamento, sob a forma de uma melhoria da contratilidade global e local, e melhora significativamente a sobrevivência a seis meses dos doentes com diabetes.

RECOMENDAÇÕES PRÁTICAS

1. Os doentes diabéticos e com enfarte do miocárdio com disglicemia aguda - hiperglicemia >8,0 mmol/l e hipoglicemia <5,5 mmol/l - são grupos de alto risco para enfarte complicado, pelo que, para além do tratamento cardiológico habitual, necessitam de correção metabólica adequada.
2. Os níveis baixos de glicemia estão associados a um risco elevado de ataques hipoglicémicos e de complicações sob a forma de arritmias, pelo que o tratamento hipoglicémico nestes doentes deve ser efectuado com precaução e sob um controlo metabólico rigoroso.
3. A terapêutica hipoglicemiante adequada desde as primeiras horas após o desenvolvimento do enfarte agudo do miocárdio com hiperglicemia >10,0 mmol/l e a obtenção de uma glicemia óptima a um nível de 5,6-7,5 mmol/l, sendo um dos métodos a infusão de insulina, que deve ser efectuada durante pelo menos 24 horas com monitorização da glicemia pelo menos uma vez a cada 1-2 horas para evitar possíveis hipoglicemias, é um método eficaz e seguro para prevenir a remodelação do ventrículo esquerdo pós-enfarte.
4. Uma das formas de melhorar a função sistólica do ventrículo esquerdo e a sobrevivência dos doentes com diabetes e enfarte do miocárdio é uma terapêutica hipoglicemiante adequada no período agudo, com uma redução óptima da hiperglicemia nas 24 horas seguintes.

LISTA DE LITERATURA UTILIZADA

1. Algoritmos de atendimento médico especializado para pacientes com diabetes mellitus. // Editado por I.M. Dedov, M.V. Shestakova (terceira edição suplementar) - Moscovo, 2017.-105 p.

2. Baryshnikova FA, Gasilin BIG. O género afecta o prognóstico do enfarte do miocárdio? // Coleção de trabalhos científicos e práticos dedicados ao 75º aniversário da Policlínica do Centro Médico. - Moscovo.-2019;

3. Belenkov Yu.N., Oganov R.G. "Cardiologia. Liderança nacional". M.: "Geotar-Media", 2017.-p. 990.

4. Onuchina E.L., Soloviev O.V., Chapurnykh A.V., Mochalova O.V., Onuchin S.G. Efremov D.N. Distúrbios do ritmo cardíaco em pacientes com diabetes mellitus tipo 2. // Diabetes mellitus.-2018.-21.-P.25-27.

5. Panova E.I., Korneva K.G. Caraterísticas das arritmias em pacientes com diabetes tipo 2 // Clinical Medicine.-2016.-27.-P.21-24.

6. Panova E.I., Strongin L.G., Kruglova N.E. Caraterísticas do enfarte do miocárdio na diabetes mellitus tipo 2 dependendo do nível de hemoglobina glicosilada // Nizhny Novgorod Medical Journal.- 2016.-23.-P.6-8.

7. Panova E.I., Strongin L.G., Kruglova N.E. Arritmias em pacientes com diabetes mellitus tipo 2 e infarto do miocárdio // Gerontologia Clínica. XI Conferência Internacional Científica e Prática.-2016.-Vol. No. 12.-No. 9.- P. 15.

8. Panova E.I. Diabetes mellitus tipo 2 e enfarte do miocárdio - caraterísticas da patologia combinada // Questões de diagnóstico e tratamento de doenças neuroendócrinas. Coleção de artigos científicos. - N. Novgorod, 2017. - P. 8-12.

9. Panova E.I., Kruglova N.E., Strongin L.G. Caraterísticas do infarto do miocárdio em pacientes idosos com diabetes tipo 2 // Gerontologia clínica. XI Conferência científica e prática internacional.- 2017.-Vol.213.-29.-P.11-12.

10. Panova E.I., Kruglova N.E. Factores associados a arritmias cardíacas em doentes com diabetes mellitus tipo 2 e enfarte do miocárdio // Clinical Medicine.-2018.-21.-P.23-26.

11. Panova E.I. Arritmias cardíacas em pacientes idosos com diabetes mellitus tipo 2 e infarto do miocárdio // Gerontologia Clínica.-2018.- Vol.214.-23.-P.12-16.

12. Pisarenko O.I., Serebryakova L.I., Tskitishvili O.V., Studneva I.M. Redução dos danos letais no coração do rato durante a reperfusão com protectores metabólicos. Biomed Chem 2017.

13. Pisarenko O.I., Shulzhenko V.S., Studneva I.M. Efeito protetor da insulina e

acidose no metabolismo e função do coração de rato pós-isquêmico. // Cardiologia No. 2, Vol. 49, 2019.-P.57-62.
14. Strongin L.G., Botova S.N., Panova E.I., Pochinka I.G. Monitorização contínua dos níveis de glucose - um método de diagnóstico moderno em diabetologia. // Nizhny Novgorod Medical Journal.-2016.-28.-P.115-117.
15. Syrkin A.L. Infarto do miocárdio.-M.: MIA, 2016.- 466 p. Telkova I.L., Karpov R.S. Significado diagnóstico e prognóstico da glicemia no período agudo do infarto do miocárdio // Terapia e prevenção cardiovascular: revista médica científica e prática revisada por pares.-2017.-Vol.6, No.8.-P.46-51.
16. Shestakova M.V. Comentários do endocrinologista sobre as diretrizes ESC-EASD 2017 sobre diabetes, pré-diabetes e doenças cardiovasculares. // Diabetes mellitus. - 2018. - No. 1. - P. 97-99.
17. Yavelov N.S. Novas evidências da inutilidade da infusão intravenosa de uma mistura de glicose, insulina e potássio no infarto agudo do miocárdio: resultados de uma meta-análise dos estudos CREAT-ECLA e OASIS-6 // Cardiologia. - 2018.-V.48, No.1.-P76.
18. Aleksandrov A., Shatskaya O., Bondarenko I., Albitskaya K. et al. Isquemia cardíaca e hipoglicemia na diabetes mellitus tipo 2. O 2º Congresso Mundial sobre Controvérsias para Consenso em Diabetes, Obesidade e Hipertensão (CODHy) 2018: llA-12A.
19. Aljada A., Friedman J., Ghanim H. et al. A ingestão de glicose induz um aumento no fator celular intra nuclear kappaB, uma queda no inibidor celular kappaB e um aumento no RNA mensageiro do fator de necrose tumoral alfa por células mononucleares em indivíduos humanos saudáveis //Metabolism.-2016.-Vol.55.-Pl 177 -1185.
20. Amiel SA, Cryer PE Respostas simpatoadrenais atenuadas, mas não hipoglicemia grave, durante a terapia glicémica agressiva da diabetes tipo 2 precoce //Diabetes.-2019.-Vol.58.-P.515-517.
21. Anselmino M., Ohrvik J., Malmberg K., Stabdl E., Ryden L. O tratamento de redução da glicose em pacientes com doença arterial coronariana é prognosticamente importante não apenas no diabetes mellitus estabelecido, mas também no recém-detectado. Um relatório do Euro Heart Survey on Diabetes and the Heart //Eur Heart J.- 2018.- Vol.29.-P. 177-184.
22. Anzawa R, Bernard M, Tamareille S, Baetz D, Confort-Gouny S, Gascard JP, Cozzone P, Feuvray D. Aumento do sódio intracelular e suscetibilidade à isquémia em corações de ratinhos diabéticos tipo 2 db/db //Diabetologia.-2016. - Vol. 49.-23.-P.598-606.
23. Arosio E., Marchi SD, Prior M., Rigoni A., Lechi A. Eficácia da terapia de

redução de lipídios em 18.686 pacientes com diabetes mellitus em 14 ensaios randomizados com estatinas: uma meta-análise. Revisões de Cardiologia Clínica // Boletim Médico Internacional.- 2018.-216.-P.2-17.
24. Barr Elizabeth LM, Zimmet PZ, Welborn TA, Jolley D et al. Risco de mortalidade cardiovascular e por todas as causas em indivíduos com diabetes mellitus, glicemia de jejum alterada e tolerância à glicose alterada. Estudo australiano sobre diabetes, obesidade e estilo de vida (AusDiab) //Circulation.- 2017.- Vol.116.-P.151-157.
25. Billinger M., Beutler J., Taghetchian KR, Remondio A., Wenaweser P.4, Cook S., Togni M., Seiler C, Stettler C, Eberli FR, Luscher TF, Wandel S., Jiini P., Meier B ., Windecker S. Resultado clínico de dois anos após a implantação de stents eluidores de sirolimus e paclitaxel em pacientes diabéticos / European Heart Journal.-2018.-Vol.29.-No.6.-P.718-725.
26. Bloomgarden, Z. Cardiovascular Disease //Diabetes Care: 2016.- Vol.29.-P. 1160-1166.
27. Boden G., Vaidyula; Vijender R. et ah Circulating Tissue Fator Procoagulant activity andi Thrombin Generation in patients with; Type 2 Diabetes: Efeitos da insulina e da glicose //Journal of Clinical Endocrinology & Metabolism.- 2017.- Vol:92:-211,-P-352-4358
28. Booth GL, Kapral MK, Fung K., et al. Relação entre idade e doença cardiovascular em homens e mulheres com diabetes em comparação com pessoas não diabéticas: um estudo de coorte retrospetivo de base populacional //Lancet.-2016.- Vol.368.-P.29-36.
29. Campbell RK Etiologia e resultados dos efeitos da hiperglicemia em pacientes hospitalizados. Melhorar o controlo glicémico em doentes hospitalizados com e sem diabetes mellitus //American Journal of Health-System Pharmacy- 2017.- Vol.64(10)(Suplemento 6).-P.4-8.
30. Cesario DA, Brar R, Shivkumar K. Alterações na fisiologia dos canais iónicos na cardiomiopatia diabética. //Endocrinol Metab Clin North Am.- 2016.- Vol.35.-No.3.-P.601-x.
31. Chen-Scarabelli C, Scarabelli TM O controlo glicémico subótimo, independentemente da duração do intervalo QT, está associado a um risco acrescido de arritmias ventriculares numa população de alto risco //Pacing Clin Electrophysiol.- 2016.-Vol.29.-No.1.- P.9-14
32. Cheung NW, Wong VW, McLean M. O estudo Hyperglycemia: Intensive insulin infusion in Infarction (HI-5) study: a randomized controlled trial of insulin infusion therapy for myocardial infarction //Diabetes Care.- 2016.- Vol.29.-No. 4.- P.765-770.
33. Cheung N., Wang JJ, Klein R., Couper DJ, Sharrett AR, Wong TY

Retinopatia diabética e o risco de doença cardíaca coronária: o risco de aterosclerose nas comunidades //Diabetes Care.-2017.-Vol.30.-No.7 .-P. 1742-1746.
34. Dale A.S., Nilsen TK, Vatten: EJ,. Midthjell K., Wiseth R. Diabetes mellitus e risco de doença cardíaca isquémica fatal por género: 18 anos de acompanhamento de 74.914 indivíduos no Estudo HUNT 1 //Eur Heart J.-2017.-Vol. 28(23). - P.2924-2929.
35. Dandona P.,. Chaudhuri A., Ghanim H., Mohanty P. Insulin as anti-inflammatory and antiatherosclerotic modulator //J. Am Coll Cardiol. - 2019.-Vol.53(S).-P:14-20.
36. Donahoe SM, Stewart GG, McGabe G.2, Mohanavelu S., Murphy SA, Cannon GP, Antman EM: Diabetes e mortalidade após síndromes coronárias agudas // JAMA. - 2017.-Vol. 298.-R:765-775:
37. Duckworth W., Abraria C, Moritz T., Reda D., Emanuele N.. Reaven P., Zieve F., Marks J., Davis S., Hayward R., Warren S., Pharm DG et al. Controlo da glicose e complicações vasculares em veteranos com diabetes tipo 2 //New England Journal of Medicine.-2019.-Vol.360.-No.2.-P.129-139.
38. Eshaghian S., Horwich TB, Fonarow GC Uma relação inversa inesperada entre os níveis de HbAlc e a mortalidade em pacientes com diabetes e insuficiência cardíaca sistólica avançada //Am. Heart J.- 2016.-Vol.151.-1.-P.91.
39. Eurich DT, McAlister FA, Blackburn DF et al. Benefícios e malefícios dos agentes antidiabéticos em doentes com diabetes e insuficiência cardíaca: revisão sistémica //BMJ.-2017.-Vol.335(7618).-P.497.
40. Fang J., Alderman MH Impacto do peso crescente da diabetes no enfarte agudo do miocárdio na cidade de Nova Iorque: 1990-2000 //Diabetes.- 2016.-Vol.55.-No.3.-P.768-773.
41. Finfer S., Chittock DR, Su SY, Blair D. et ah Controlo intensivo versus convencional da glicose em doentes críticos //N Engl-J< Med.-2019.- 360(13).-P.1283-1297.
42. Fiichtenbusch M., Standi F., Otter W., Hummel M. Diabetes mellitus e insuficiência cardíaca. MMWFortschr. Med 2017.-Vol.l49(37).-P.41-44.
43. Gan RM, Wong V., Cheung NW, McLean M. Efeito da infusão de insulina nos achados electrocardiográficos após enfarte agudo do miocárdio: importância do controlo glicémico //Diabetic Medicine.-2019.-Vol.26.-No.2.-P:174 - 176.
44. Gandhi GY, Roger VL, Bailey KR, Palumbo PJ Ransom JE, Leibson CL Tendências temporais na prevalência de diabetes mellitus numa coorte de base populacional de enfarte do miocárdio incidente impacto da sobrevivência da diabetes //Mayo Clinic Proceedings.-2016.-Vol. 81.-28.-P.1034-1040.

45. Gerstein HC, Hamilton, ON, Miller ME, Byington RP, Goff DC, Winston-Salem NG, Bigger T. Buse LB., HillLC, Cushman WC, Genuth S. GrimmR.Hl et al. Efeitos da redução intensiva da glicose na diabetes tipo 2 //The new England Journal5of Medicine.-2018:-Vol.358.-P.2545-2559.
46. GillG.V., Woodward A., Casson LF., Weston PJ Arritmia cardíaca e hipoglicemia nocturna, na diabetes tipo 1 - a síndrome do "morto na cama" revisitadai//Diabetologia.-2019.-Vol.52.-No. 1 .-P.42-45.
47. Giorda CB, Avogaro A., Maggini M., Lombardo F., Mannucci E., Turco S., Alegiani SS, Raschetti R. et al. Recorrência de eventos cardiovasculares em pacientes com diabetes tipo 2 //Diabetes Care.-2018.-Vol.31.-P.2154-2159.
48. Goldberg RJ, Kramer DG, Lessard D., Yarzebski J., Gore JM Nível de glicose sérica e resultados hospitalares em pacientes com enfarte agudo do miocárdio sem diabetes prévia: uma perspetiva comunitária //Coronary Artery Disease.- 2017.-Vol. 18.-No.2.-P. 125-131.
49. Goyal A., Mahaffey KW, Gardl J.et al. Significado prognóstico da alteração do nível de glicose nas primeiras 24 horas após o enfarte agudo do miocárdio: resultados do estudo CARDINAL //Eur Heart J.-2016.-Vol.27.-P. 1289-1297.
50. Hiesmayt MJ Hiperglicemia e resultado após infarto do miocárdio e cirurgia cardíaca: e daí? Seminários em Anestesia Cadriotorácica e Vascular.- 2016.-Vol.l0(3).-P.220-223.
51. Huxley R., Barzi F., Woodward M. Excesso de risco de doença coronária fatal associada à diabetes em homens e mulheres: meta-análise de 38 estudos de coorte prospectivos //BMJ.-2016.-Vol.332.-P.73 -78.
52. Kadri Z., Danchin N., Vaur L. et al.; Investigadores do USIC 2000. Major impact of admission glycemia on 30 day and one year, mortality in non-diabetic patients admitted for myocardial infarction: results from the national French USIC2000 study //Heart.-2016.-Vol.92.-P.910-915.
53. Klein LJ, van Campen LC, Sieswerda GT, Kamp O., Visser CA, Visser FC A ecocardiografia com glicose-insulina-potássio detecta uma melhoria da função miocárdica segmentar e do tecido viável logo após o enfarte agudo do miocárdio //Journal of the American Society of Echocardiography.- 2016 .-Vol.l9.- No.6.-P.763-771.
54. Bed HL, Soedamah-Muthu SS, Kardaun JWP et. Al. Mortalidade a curto e longo prazo após enfarte agudo do miocárdio: comparação de doentes com e sem diabetes mellitus //European Journal of Epidemiology.-2017.-Vol. 22.-212.-P. 883-888.
55. Kosiborod M., Inzucchi SE, Krumholz HM, Xiao L., Jones PG, Fiske S., Masoudi FA, Marso SP, Spertus JA Glucometria em pacientes hospitalizados com infarto agudo do miocárdio: Definindo a medida ideal de risco baseada em

resultados / / Circulation .- 2018.-Vol.ll7.-No.8.-P. 1018-1027.
56. Krinsley, James S., Grover, Aarti. Hipoglicemia grave em pacientes criticamente enfermos: Factores de risco e resultados //Critical Care Medicine.-2017.-Vol.35.- No. 10.-P.2262-2267.
57. La Bonte LR, Davis-Gorman G., Stahl GL, McDonagh PF A inibição do complemento reduz a lesão no coração diabético tipo 2 após isquemia e reperfusão //Am J Physiol Heart Circ Physiol.-2018.-Vol.294.-P.282-290.
58. Lautamaki R., Airaksinen K.E., Seppanen M.' et al. Insulin improves myocardial blood flow in patients with type 2 diabetes and coronary artery disease //Diabetes.- 2016.-Vol.55.-P.511-516.

59. Lawlor DA, Patel R., Fraser A., Smith G., Davey ES A associação da posição socioeconómica ao longo da vida com o diagnóstico, tratamento, controlo e sobrevivência de mulheres com diabetes: resultados do British Women's Heart and Health Study // Diabet Med.-2017.-Vol.24.-No.8.-P.892-900.
60. Lenzen M., Ryden L., Ohrvik J., Bartink M., Malmberg K. et al. A diabetes conhecida ou recentemente detectada, mas não a regulação da glucose diminuída, tem uma influência negativa no resultado a 1 ano em doentes com doença arterial coronária: um relatório do Euro Heart Survey sobre diabetes e coração //European Heart Journal.- 2016.-Vol. . 27.-P.2969-2974.
61. MacDonald M:R:, Petrie MC, Varyani F., Ostergren J., et al: Impacto da diabetes nos resultados em pacientes com baixa. E insuficiência cardíaca de fração de ejeção preservada / / European Heart Journal- 2018: -Vol: 29: -P: 1377-1385:
62. Mahmoodi M-.R;,. Abadi AR:, Kimigar SM Diferenças de sexo nos eventos de enfarte do miocárdio entre pacientes com: e sem: factores de risco convencionais: The Modares Heart Study //American; Heart Hospital' Journal.-2017.- VoK5.- No. 4.-P:228-235::
63. Maier V., Thimme W., Kallischnigg: Gi, Graf-Bothe C, Rohnisch JiU., Hegenbarth C, Theres Hi Será que a diabetes mellitus explica a maior mortalidade hospitalar das mulheres? com enfarte agudo do miocárdio? Resultados do Registo de Enfarte do Miocárdio de Berlim //Journal? Infarction Registry //Journal? of Investigative; Medicine.- 2016.- Volt54.-23I-P: 143-151.
64. Mangiavacchi M., Gasparini M., Genovese S., Pini D., Klersy C, Bragato R., Andreuzzi V., Municino A., Regoli F., Galimberti P., Ceriotti C, Gronda E. A diabetes tipo 2 tratada com insulina está associada à diminuição da sobrevivência em doentes com insuficiência cardíaca após terapia de ressincronização cardíaca //Clinical Electrophysiology.-2018.-Vol.31(ll).-P.1425-

1432.
65. McEwen LN, Kim C, Haan M, Ghosh D, Lantz PM et al. Relato de diabetes como causa de morte: resultados do estudo Translating Research Into Action for Diabetes (TRIAD) //Diabetes Care.-2016.-Vol.29.-P.247-253.
66. McEwen LN, Kim K, Karter A J, Haan MN, Ghosh D et al. Factores de risco para a mortalidade entre pacientes com diabetes. Estudo de tradução da investigação em ação para a diabetes (TRIAD) //Diabetes Care.-2017.-Vol.30.-P. 1736-1741.
67. Mehta RH, Honeycutt E., Shaw LK, Sketch MH Caraterísticas clínicas associadas" a uma fraca sobrevivência a longo prazo entre pacientes com diabetes mellitus submetidos a intervenções de enxerto de veia safena //American Heart Journal.- 2018.-Vol.l56.-No. 4. -P.728-735:
68. Mellbin LG, Malmberg K., Norhammar A., Wedel H., Ryden L. O impacto do tratamento de redução da glicose no prognóstico a longo prazo em pacientes com diabetes tipo 2 e enfarte do miocárdio. Um relatório do ensaio DIGAMI 2 //Eur Heart Ji-2018.-Vol.29.-Pl 66-176.
69. Milicevic Z., Raz I., Beattie SD, Campaigne BN, Sarwat S., Gromniak E., Kowalska I., Galic E., Tan M., Hanefeld M. História natural da doença cardiovascular em pacientes com diabetes: papel da hiperglicemia //Diabetes Care.- 2018.- Vol. 31.-22.-P.155-160.
70. Monnier L., Mas E., Ginet C et al. Ativação do stress oxidativo por flutuações agudas da glicose em comparação com hiperglicemia crónica sustentada em doentes com diabetes tipo 2 //JAMA.-2016.-Vol.295.-P.1681-1687.
71. Movahed MR Diabetes como fator de risco para defeitos de condução cardíaca: uma revisão //Diabetes, Obesity & Metabolism.-2017.-Vol.9.-No.3.-P.276-281.
72. Norhammar A., Lindback J., Ryden L., Wallentin L., Stenestrand U. Taxas de mortalidade melhoradas, mas ainda elevadas, a curto e a longo prazo após enfarte do miocárdio em doentes com diabetes mellitus: um relatório de tendência temporal do Registo Sueco de Informação e Conhecimento sobre a Admissão em Cuidados Intensivos Cardíacos Suecos // Heart.- 2017.-Vol.93.-No.12.-P. 1577-1583.
73. Norhammar A., Stenestrand U., Lindback J., Wallentin L. As mulheres com menos de 65 anos com diabetes mellitus são um grupo de alto risco após o enfarte do miocárdio: um relatório do Registo Sueco de Informação e Conhecimento sobre Admissão em Cuidados Intensivos Cardíacos Suecos (RIKS-HIA) //Heart.- 2018.- Vok94.-No. 12.-P. 1565-1570.
74. PatellA,MacMahom S., Chalmers J:, Neak V., Billot E., Woodward Ml,

MarreM:, Gboper M, GlasziouP, Grobbee D;, Hamet P etaK Glicemia intensiva: controle e resultados vasculares em pacientes com diabetes tipo: 2 / /Engl. J. Med 2018i-Vol:358--P.2560-2572.
75. Pepine GJ, Dale AC, - Midthjell KR, Nilsen-TI,. Wiseth R., Vatten, EJ A insulina como terapêutica cardiovascular: melhorar o controlo glicémico em doentes com doença arterial coronária //J Am GolliCardibl-2019-Vol.53.-P.1-2.
76. Ravipati G., Aronow WS, Ahn C, Allappat RM, McClung JA, Weiss MB Incidência de novo acidente vascular cerebral ou novo enfarte do miocárdio ou morte no seguimento de 39 meses em doentes com diabetes mellitus, hipertensão ou ambos com e sem microalbuminúria // Cardiology.-2017.-Vol.l09.-No.l.-P.62-65.
77. Ray K., Cannon C., Morrow D. et al. Relação sinérgica entre hiperglicemia e inflamação no que diz respeito aos resultados clínicos em síndromes coronárias agudas sem elevação do segmento ST: análise de OPUS-TIMI 16 e TACTICS-TIMI 18 //Eur Heart J.-2017.-Vol.28.-P.806- 813.
78. Ryden L., Standi E., Bartink M et al. Guideline on diabetes, pre- diabetes, and cardiovascular diseases, executive summary //European Heart Journal.-2017.- Vol.-28.-P.88-136.
79. Scognamiglio R., Negut C, de Kretzenberg SV Efeitos de diferentes regimes de insulina nos defeitos de perfusão miocárdica pós-prandial em doentes diabéticos de tipo 2 //Diabetes Care.- 2016.-Vol'.29:-P.95-100.
80. Sleiman I., Morandi A., Sabatini T., Ranhoff A., Ricci A., Rozzini R., Trabucchi M. Hiperglicemia como preditor" de mortalidade intra-hospitalar em pacientes idosos sem diabetes mellitus admitidos1 em uma Unidade de Terapia Sub-Intensiva //Journal of the American Geriatrics Society.-2018.-Vol.56.-No.6.-P. 1106-1110.
81. Smith-, Johannes WA, Romijn, Johannes A. Resistência à Insulina Aguda4 na Isquemia Miocárdica: Causas e Consequências //Seminars in Cardiothoracic & Vascular Anesthesia.-2016.-Vol.l0.-No.3.-P:215-219.
82. Sulfi S., Tirnmis AD Revisão: insuficiência cardíaca complicando o infarto agudo do miocárdio em pacientes com diabetes: fisiopatologia e estratégias de gestão //The British Journal of Diabetes & Vascular Disease.-2016.-Vol.6.-No.5.-P.191 - 196.
83. Grupo de Estudo da Ação para o Controlo do Risco Cardiovascular na Diabetes. Hertzel HC, Miller ME, Byington RP, Goff DC, Bigger T, Buse JB, Cushman WC, Saul G. et al. Membros do Grupo de Estudo Ação para o Controlo do Risco Cardiovascular na Diabetes (ACCORD). Efeitos da redução intensiva da glicose no diabetes tipo 2 //New England Journal of Medicine.-2018.-Vol.358.-No.24.-P.2545- 2559.

84. Tribouilloy S, Rusinaru D, Mahioub H, Tartiere JM et al. Impacto prognóstico da diabetes mellitus em doentes com insuficiência cardíaca e fração de ejeção preservada. Um estudo prospetivo de 5 anos. Heart. Publicado online primeiro; 20 de janeiro de 2018, doi:10.1136/hrt. 2017.128769 Copyright@ 2018 BMJ Publishing Group Ltd & British Cardiovascular Society.

85. Undas A., Wiek I., Stepien E., Zmudka K., Tracz W. A hiperglicemia está associada a uma maior formação de trombina, ativação plaquetária e resistência do coágulo de fibrina à lise em doentes com síndrome coronária aguda //Diabetes Care.- 2018. -Vol.31.-P. 1590-1595.

86. Van den Berghe G., Wilmer A., Milants A. et al. Terapia intensiva com insulina em unidades mistas de cuidados intensivos médico-cirúrgicos: benefício versus dano //Diabetes.- 2016.-Vol.55.-P.3151-3159.

87. Verges V., Zeller M., Dentan G., Beer J.-C, Laurent Y., Janin- Manificat L., Makki H., Wolf JE, Cottin Y. Impacto da glicemia em jejum no prognóstico a curto prazo após enfarte agudo do miocárdio //Journall of Clinical Endocrinology &Metabolism.-2017.-Vol.92.-No.6.-P.2136-2140.

88. Vis MM:, Sjauw KD, van der Schaaf RJ, Baan JI, Koch KT, De Vries JH, Tijssen JG, de Winter RJ, Piek JJ., Henriques JPS Em doentes com enfarte do miocárdio com supradesnivelamento do segmento ST? com choque cardiogénico tratados com intervenção coronária percutânea, o nível de glicose na admissão é um preditor forte e independente de mortalidade a 1 ano em doentes sem diagnóstico prévio de diabetes //American Heart Journal.-2017.-Vol.154.-No.6. -P.1184-1190.

89. Yang Z., Laubach VE, French BA, Kron IL A hiperglicemia aguda aumenta o stress oxidativo e agrava o enfarte do miocárdio através da ativação da nicotinamida adenina dinucleótido fosfato oxidase durante a reperfusão //Journal of Thoracic & Cardiovascular Surgery.-2019.-Vol.137.-No.3 .-P.723-729.

90. Zarich SW, Nesto R. Implicações e tratamento da hiperglicemia aguda no contexto do enfarte agudo do miocárdio //Circulation.-2017.- Vol. 115.- P.436 - 439.

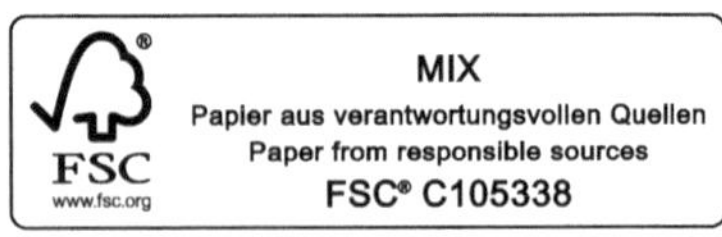

Printed by Books on Demand GmbH, Norderstedt / Germany